DE LA

PSEUDO-PARALYSIE GÉNÉRALE SATURNINE

PAR

Le Dr Ernest PARELLE

Ancien interne en médecine et en chirurgie des hôpitaux de Paris
et de la Maternité de Beaujon
Médaille de bronze de l'Assistance publique
Lauréat de l'École de médecine de Rouen (1er prix, 1882)
Lauréat des hôpitaux de Rouen (2e prix, 1882)

———————— ••▶ ◆ ◀•• ————————

PARIS

G. STEINHEIL, ÉDITEUR

2, RUE CASIMIR-DELAVIGNE, 2

—

1889

DE LA

PSEUDO-PARALYSIE GÉNÉRALE SATURNINE

IMPRIMERIE LEMALE ET Cⁱᵉ, HAVRE

DE LA

PSEUDO-PARALYSIE GÉNÉRALE SATURNINE

PAR

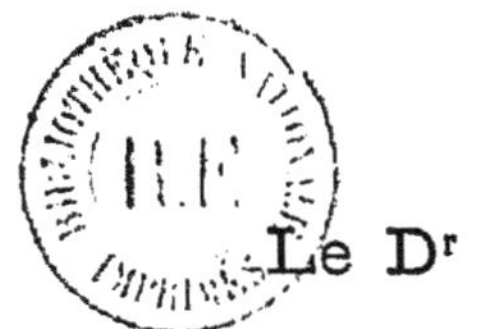

Le Dr Ernest PARELLE

Ancien interne en médecine et en chirurgie des hôpitaux de Paris
et de la Maternité de Beaujon
Médaille de bronze de l'Assistance publique
Lauréat de l'École de médecine de Rouen (1er prix, 1882)
Lauréat des hôpitaux de Rouen (2e prix, 1882)

PARIS

G. STEINHEIL, ÉDITEUR

2, RUE CASIMIR-DELAVIGNE, 2

1889

DE LA

PSEUDO-PARALYSIE GÉNÉRALE SATURNINE

AVANT-PROPOS

C'est Bayle qui le premier, en 1822, décrivit la paralysie générale ; pour lui, c'était une maladie *une*, c'était une entité morbide bien définie, une espèce morbide unique. Depuis lors de nombreux travaux ont été faits, les idées émises par Bayle n'ont pas été admises dans toute leur rigueur ; l'unité de cette maladie a été ébranlée. Actuellement, pour bien des médecins, le mot paralysie générale semble indiquer non plus une espèce unique, mais un groupe comprenant plusieurs espèces.

Le grand mérite de Bayle a été de créer ce type morbide ; c'est à lui que revient l'honneur d'avoir montré l'existence de cette affection, que divers auteurs avaient peut-être déjà entrevue, mais d'une façon bien vague. A côté de la paralysie générale vraie de Bayle, de Calmeil, etc , les médecins se sont aperçu qu'il y avait certains états pathologiques, qui se rapprochaient de la paralysie générale, mais qui s'en distinguaient par certains symptômes, par leur marche, par leurs terminaisons, par leur étiologie et par leur anatomie pathologique ; en un mot, à côté de la paralysie générale on créa le groupe des pseudo-paralysies générales.

Ce groupe encore mal défini, nié par les uns admis par d'autres tels que Simon, Lasègue, Régis, M. le professeur Ball, comprend des états pathologiques survenant sous l'influence de l'alcool, de la syphilis, du plomb, etc., et qui, au premier abord, font croire à une vraie paralysie générale à marche fatalement progressive et mortelle.

Ayant eu l'occasion d'observer à l'hôpital Beaujon dans le service de notre cher maître, M. le Dr Gombault, deux malades très intéressants, l'un ayant présenté un cas très remarquable de pseudo-paralysie générale saturnine, l'autre ayant eu une vraie paralysie générale associée à une légère intoxication saturnine, nous avons fait des recherches sur la pseudo paralysie générale saturnine et nous avons remarqué que, dans ce groupe des pseudo-paralysies dont nous parlions tout à l'heure la pseudo-paralysie générale saturnine était encore une des moins connues. Nous avons recherché les travaux faits sur cette maladie et nous avons vu qu'ils étaient bien peu nombreux ; les quelques observations publiées sont disséminées dans divers ouvrages, chaque auteur ne rapportant souvent qu'une observation. Nous avons réuni les divers cas que l'on connaît aujourd'hui, nous les rapportons tous, en résumant néanmoins quelques-uns d'entre eux et nous y ajoutons le nôtre qui nous paraît très intéressant. Nous croyons que la pseudo-paralysie générale saturnine est plus fréquente que ne semble l'indiquer le total des observations connues, mais très probablement beaucoup de faits ont été méconnus ou n'ont pas été publiés. Ce n'est pas seulement dans les asiles d'aliénés qu'il faut rechercher les cas de pseudo-paralysie générale saturnine ; ce ne sont pas seulement les médecins aliénistes qui observeront cette maladie, ce sont aussi tous les médecins des services hospitaliers. Les malades atteints de pseudo-paralysie générale saturnine ne sont pas toujours envoyés dans les asiles d'aliénés ; beaucoup d'entre eux, chez qui on se contente parfois de porter le diagnostic d'encéphalopathie saturnine, restent dans le service où ils sont entrés jusqu'à leur guérison ou leur amélioration. Le sujet que nous abordons est assez difficile, trop peu de cas ont été encore publiés, et souvent on est obligé dans l'étude de cette affection de rester dans le vague. Nous n'avons pas la prétention de résoudre les difficultés, nous voulons seulement attirer l'attention sur une affection qu'il importe de savoir reconnaître et de savoir différencier de la paralysie générale ordinaire.

Mais avant d'entrer dans l'étude de notre sujet, nous sommes heureux de nous conformer à la tradition en adressant ici tous nos remerciements aux maîtres qui nous ont guidé dans nos études médicales. Que nos maîtres de l'Ecole de Rouen, qui ont dirigé nos premiers pas dans l'étude de la médecine, MM. P. Hélot, Tinel, reçoivent ici l'expression de toute notre gratitude ; nous adressons un dernier hommage à M. Leudet, ancien directeur de l'Ecole de médecine de Rouen, qui nous a fait profiter de sa grande expérience clinique, et nous devons mieux que des remerciements à M. Delabost qui a été pour nous plus qu'un maître, et qui nous a rendu de grands services que nous ne saurions jamais oublier. Nous remercions également nos premiers maîtres à Paris, M. le professeur Hardy, MM. Polaillon, Hallopeau, A. Gombault. Nous sommes très reconnaissant des leçons que nous avons reçues pendant notre externat chez MM. le professeur Lannelongue, qui nous a appris la chirurgie infantile, C. Paul, et le professeur Grancher. Que ceux chez qui nous avons été interne reçoivent l'expression de toute notre gratitude : MM. Cruveilhier, Quénu, C. Gombault, Talamon. Nous prions M. Ribemont-Dessaignes dont nous avons été également l'interne et chez qui nous avons appris l'art des accouchements, de croire à tous nos remerciements. Que M. L. Labbé, dont nous n'avons pu être l'interne, mais dont nous avons suivi les leçons à l'hôpital Beaujon, veuille bien nous permettre également de le remercier pour les marques de bienveillance qu'il nous a données. N'oublions pas MM. de Beurmann, Hutinel et Duret. Enfin que M. le professeur Ball, qui nous a fait l'honneur d'accepter la présidence de notre thèse, reçoive tous nos remerciements.

CHAPITRE PREMIER

Historique.

Il nous faut arriver jusqu'en 1851 pour voir un auteur parler
des relations que l'encéphalopathie saturnine peut avoir avec
la paralysie générale. Déjà, il est vrai, Tanquerel des Planches
(*Maladies du plomb*, 1839), avait noté que sur une centaine de
malades atteints d'encéphalopathie saturnine il y avait eu 15 fois
de l'embarras de la parole, mais il n'avait pas songé à rappro-
cher ces formes de l'encéphalopathie saturnine de la paralysie
générale. Delasiauve le premier, montra que chez certains
saturnins les symptômes observés ressemblaient à ceux qu'on
note chez les paralytiques généraux, et ce fut lui qui créa le
nom de pseudo-paralysie générale saturnine. Mais plus tard il
revint en partie sur son idée et il admit une véritable paralysie
générale saturnine.

En 1853, M. J. Falret, dans sa thèse inaugurale sur la *folie
paralytique*, rapporte une observation de pseudo-paralysie
générale saturnine. Il admet que l'empoisonnement saturnin est
une cause de paralysie générale, mais : « s'il est possible d'admettre, dit-il, que des individus ayant longtemps employé les
préparations saturnines, se trouvent atteints ultérieurement
de folie paralytique ; il ne faut pas, ce nous semble, confondre
ces faits très exceptionnels, s'ils existent, avec les faits de la
véritable paralysie générale dans lesquels la différence totale
des symptômes et de la marche se trouve réunie à la différence
de la cause pour constituer une espèce spéciale ». En un mot
pour lui la paralysie générale saturnine présente avec la paralysie générale ordinaire des différences très notables, mais peu
connues.

En 1857, la question fit des progrès avec le mémoire de M. Devouges, qui publia six observations et qui admit l'existence d'une paralysie générale saturnine analogue à la paralysie générale ordinaire, sauf quelques différences des plus minimes.

Trois ans plus tard, Bourdesol (*Parallèle entre la paralysie générale des aliénés et la paralysie générale d'origine saturnine*, Th., Paris, 1860) ne fit que rapporter les six observations de Devouges, sans rien ajouter aux conclusions déjà émises par cet auteur.

M. Marcé (*Traité pratique des maladies mentales*, 1862) ne fait pas une espèce distincte de la paralysie générale saturnine : « Tout au plus, dit-il, serait-il permis d'insister sur la fréquence plus grande des troubles de la sensibilité au début de l'affection et sur la rareté relative des antécédents héréditaires ».

C'est aussi l'opinion de M. Renault, qui dans sa thèse d'agrégation sur l'intoxication saturnine chronique (Paris, 1875) s'exprime ainsi : « Il y a peu de chose à dire de cette forme saturnine de la paralysie générale, Devouges, Marcé, M. Falret et les autres aliénistes ne lui reconnaissent aucune particularité différentielle digne d'être notée ; ils ont établi surtout cette forme par l'anamnèse, par l'existence du liséré saturnin et de la cachexie plombique, si caractéristique pour les cérusiers ». D'autre part il fait remarquer que beaucoup de saturnins sont buveurs, de sorte que les effets des deux intoxications se composent.

Lagardelle (*Considérations sur l'étiologie de la paralysie générale*, Th., Paris, 1865) se contente de dire que les ouvriers qui travaillent dans le plomb peuvent offrir quelques symptômes analogues à ceux de la paralysie générale, mais que cette paralysie saturnine diffère considérablement de la paralysie générale ordinaire.

M. A. Voisin, dans son *Traité de la paralysie générale des aliénés* (1879), nia l'existence de la paralysie générale saturnine ; c'est à peine si elle mérite le nom de pseudo-paralysie générale que lui donna Delasiauve. Malheureusement il ne consacre que quelques lignes à cette question et il se contente de dire : « L'encéphalopathie saturnine pourrait aussi, mais bien plus rarement, être confondue avec la paralysie générale des aliénés au début ; l'évolution des symptômes varie dans les deux affections, de sorte qu'un examen attentif, aidé par la connaissance des antécédents, permettra toujours d'arriver au diagnostic ».

La même année parut dans les *Annales médico-psychologiques* une observation de M. Doutrebente.

En 1880, parut un mémoire très important de M. Régis (*Annales médico-psychologiques*), qui résume l'état de la question, donne les différentes opinions émises par les auteurs qui l'ont précédé et arrive aux conclusions suivantes : « 1° la paralysie générale saturnine n'existe pas ; 2° l'encéphalopathie saturnine peut, dans certains cas il est vrai, emprunter le masque de la paralysie générale, mais il faut bien se garder de la confondre avec cette affection ; car les symptômes de paralysie générale qui surviennent dans ces cas ne sont que des manifestations le plus souvent passagères de l'intoxication plombique, au même titre que tous les autres symptômes de l'intoxication ».

Signalons la thèse de M. Meyer (*Pseudo-paralysie générale d'origine saturnine*. Paris, 1881), qui rapporte quatre observations nouvelles ; la thèse de M. Sesselmann (*De l'encéphalopathie chronique d'origine saturnine*. Thèse Nancy, 1879). Cet auteur rapporte la plupart des observations de paralysie générale saturnine publiées avant lui et il publie une observation d'encéphalopathie saturnine, dans laquelle le malade présente quelques symptômes de la paralysie générale, mais sans que l'on doive pour cela le ranger parmi les paralytiques généraux saturnins.

En 1884, M. Blache soutint devant la Faculté de médecine de Lyon une thèse sur les pseudo-paralysies générales et publia deux observations, l'une due à M. Régis, l'autre à M. Camuset.

Dans la *Gazette des hôpitaux*, tout récemment (1888, p. 721), M. Rouillard, chef de clinique adjoint des maladies mentales, publia une revue sur les pseudo-paralysies générales dans laquelle il donna les principaux symptômes de la pseudo-paralysie générale saturnine.

Enfin, dans son traité classique des maladies mentales, M. le professeur Ball donne également une description de la maladie qui nous occupe et rapporte les opinions émises par les divers auteurs.

Jusqu'ici nous n'avons parlé que de ce qui a été publié en France ; c'est qu'à l'étranger, il y a bien peu d'auteurs qui se soient occupés de la pseudo-paralysie générale saturnine et nous ne connaissons que deux observations de cette affection publiées à l'étranger, l'une par le D' Böttger (*Allg. Zeitschr. f. Psychia-tric.*Bd XXVI.S.224 en 1869), l'autre par Dowse et relatée dans le *Brit. med. Jour.* de 1875.

CHAPITRE II

Étiologie.

En dehors de ce fait que la pseudo-paralysie générale satur-nine survient chez des individus qui manient du plomb et prin-cipalement des sels de plomb, les causes de cette affection sont peu connues. M. Meyer fait remarquer que, sur les six malades dont il rapporte l'observation dans sa thèse, il y a quatre ouvriers employés à la fabrication de la céruse, d'où il conclut que c'est chez les ouvriers cérusiers qu'il y aura le plus de victimes. Evidemment, la fabrication de la céruse étant une des profes-sions qui donnent le plus souvent naissance aux accidents saturnins, il n'y aura rien d'étonnant à ce qu'on observe la pseudo-paralysie générale saturnine surtout chez ces ouvriers ; mais cela n'empêche pas qu'on puisse observer cette maladie chez tous les individus maniant du plomb, comme les broyeurs de couleurs, les peintres en bâtiments, etc.

Quant aux autres causes qu'on invoque pour la paralysie générale ordinaire, elles ne doivent avoir ici qu'une influence bien peu marquée.

L'hérédité, dont l'action est très certaine pour la paralysie générale ordinaire, ne peut guère entrer en ligne de compte pour la pseudo-paralysie générale saturnine, qui survient chez des gens intoxiqués professionnellement par le plomb, qui guérit le plus souvent et ne revient chez les malades que s'ils se soumettent de nouveau à l'intoxication plombique. C'est là également une différence avec la pseudo-paralysie générale alcoolique qui se développe sur le terrain héréditaire.

Nous ne parlerons pas du sexe; personne n'a observé la pseudo-paralysie générale saturnine chez les femmes, et cela tient simplement à ce qu'elles n'exercent pas de professions où elles aient à manier des sels de plomb.

L'influence de l'âge ne paraît pas non plus bien certaine; sans doute, la plupart des ouvriers atteints de pseudo-paralysie générale saturnine ont de 40 à 50 ans comme les vrais paralytiques généraux, mais cela tient simplement à ce fait que pour que les accidents de pseudo-paralysie générale se manifestent, il faut que les ouvriers aient été soumis pendant plusieurs années à l'influence nocive du plomb et aient eu déjà le plus souvent des manifestations de cette intoxication : coliques de plomb, paralysies, etc. En un mot, nous pensons que l'époque d'apparition dépend bien plus du degré d'intoxication du malade que de son âge.

Quant à l'influence du mariage, du célibat, des saisons dont parle M. Meyer, nous croyons que tout cela est des plus problématiques.

Reste enfin l'alcoolisme; sans doute la plupart des malades chez qui on a noté la pseudo-paralysie générale saturnine sont plus ou moins alcooliques et ces deux affections : pseudo-paralysie générale saturnine et pseudo-paralysie générale alcoolique offrent bien des symptômes communs; néanmoins tous les malades dont on a rapporté les observations n'étaient pas alcooliques et même, comme on le verra dans les observations, plusieurs étaient très sobres et ne présentaient aucune trace d'intoxication alcoolique. Aussi nous pensons que si la pseudo-paralysie générale saturnine peut être aidée dans son apparition par l'alcoolisme, néanmoins elle existera sans lui.

En résumé, vu le petit nombre d'observations que possède encore la science, tout ce qu'on peut dire, c'est que la seule cause vraiment déterminante est l'intoxication saturnine, et que l'on peut observer cette maladie chez tous ceux qui, d'une façon ou d'une autre sont soumis longtemps à l'action du plomb.

CHAPITRE III

Symptômes.

Il est assez difficile d'établir avec toute la netteté désirable la symptomatologie de la pseudo-paralysie générale d'origine saturnine ; le petit nombre d'observations publiées jusqu'à ce jour, la brièveté de certaines d'entre elles où les principaux symptômes sont à peine indiqués, expliquent suffisamment cette difficulté. Néanmoins les divers auteurs qui se sont occupés de cette affection ont décrit trois périodes : une période de début une période dite de dépression et qui est, en quelque sorte la période d'état, et enfin une période d'amélioration, cette der-nière pouvant d'ailleurs très bien faire absolument défaut.

1re *Période. Période de début.* — Le début de l'affection est variable. Généralement, disent les auteurs, il est brusque, ce qui n'a jamais lieu dans la paralysie générale ordinaire ; les malades, en traitement dans un hôpital pour des accidents saturnins, sont pris subitement d'un accès de délire plus ou moins intense, suivant l'acuité de l'intoxication saturnine (obs. XIV). Le premier symptôme est une excitation considé-rable avec délire violent. Parfois les premiers symptômes sont des attaques épileptiformes, et le début ressemble alors à celui de la pseudo-paralysie générale alcoolique (obs. II, VIII, XIII). Dans la forme de début la plus ordinaire, les malades ont des cauchemars, des hallucinations de la vue terrifiantes (obs. II, VI, XIV) ; ces hallucinations qui se rencontrent très souvent, au point que certains auteurs ont dit qu'elles constituaient un symptôme à peu près constant, sont au contraire très rares dans la paralysie générale ordinaire. Ce qui frappe chez les malades atteints de pseudo-paralysie générale saturnine, dit Blache dans sa thèse sur les pseudo-paralysies générales, c'est qu'en dehors des symptômes ordinaires de la méningo-encé-phalite ils offrent les signes de l'intoxication saturnine et en particulier les cauchemars, les hallucinations de la vue, les terreurs imaginaires, les idées confuses de persécution, d'empoisonnement. Cet état est très analogue à celui que l'on observe chez les alcooliques et l'observation XIV nous montre un de ces cas où on aurait pu croire à un accès de délire alcoolique. On a proposé d'appeler cette période de début période initiale d'excitation.

Mais à côté de ces cas, il y en a d'autres où les symptômes se rapprochent davantage de ceux de la vraie paralysie générale; le début est marqué par des modifications du caractère, il est lent, progressif (obs. II, IV, VIII, XI, XXI), les malades ont des conceptions orgueilleuses, ils se croient rois, empereurs, ils ont des millions, etc. Nous n'insistons pas, ce sont là les idées de grandeur si communes dans la paralysie générale (obs. III, IV, V, X). Parfois également les malades volent maladroitement comme les vrais paralytiques généraux (obs. III, IV).

Le début est donc très variable, et comme nous venons de le voir, s'il y a des cas où il ne ressemble pas à celui de la paralysie générale ordinaire, il en est d'autres où on constate la plus grande analogie.

Quoi qu'il en soit, il y a une certaine faiblesse musculaire, un certain embarras de la parole, en outre on observe un affaiblissement des facultés intellectuelles et de la mémoire. Les malades sont stupides, hébétés, ils ne répondent souvent que par oui ou par non aux questions qu'on leur adresse. Ils ont de l'insomnie, leur nuit est souvent très agitée, et il y a parfois un délire très violent, phénomène sur lequel nous avons déjà insisté.

2ᵉ *Période. Période de dépression.* — La première période dure peu, comme nous le verrons en étudiant la marche de la maladie, et bientôt commence la période de dépression. Les malades paraissent être arrivés au dernier degré de la déchéance physique et intellectuelle. Les uns ne peuvent se tenir debout ; ils sont obligés de rester couchés ou assis et souvent il faut les maintenir dans un fauteuil, sinon ils tomberaient. Quelques-uns paraissent atteints de paraplégie complète, d'autres d'hémiplégie complète (obs. XIV) ; certains d'entre eux sont couverts d'eschares qui sont apparues soudainement ; le plus grand nombre sont gâteux. Il y a du tremblement des lèvres, de la langue (obs. XXI), parfois des membres supérieurs et inférieurs (obs. III, V) ; ce tremblement est souvent continuel et extrêmement prononcé.

L'embarras de la parole est beaucoup plus accentué qu'au début, et parfois il n'y a plus qu'un bredouillement presque impossible à comprendre et, comme nous le verrons au diagnostic différentiel entre la pseudo-paralysie générale saturnine et la paralysie générale ordinaire, ce trouble de la parole atteint souvent un degré qui ne se rencontre pas aussi souvent dans la vraie paralysie générale (obs. VIII, XIV). La perte de la mémoire est complète, les facultés intellectuelles semblent à tout jamais perdues ; le malade, stupide, hébété, profère des mots sans suite et il offre, en un mot, le tableau d'un paralytique général arrivé à ses derniers moments. Il n'en est pas d'ailleurs ainsi dans tous les cas et parfois le malade va arriver à la période d'amélioration sans avoir présenté des phénomènes aussi graves.

Souvent, et c'est là encore une particularité sur laquelle nous insisterons davantage quand nous étudierons le diagnostic de la pseudo-paralysie générale saturnine, les pupilles restent égales (obs. XII, XIV); parfois cependant il y a de l'inégalité pupillaire (obs. VIII) et de nombreux troubles de la vue, mouches volantes, flammèches de feu, diplopie, etc.

Signalons enfin les troubles de la sensibilité qui sont plus fréquents et plus prononcés que dans la vraie paralysie générale et n'oublions pas qu'avec tous ces symptômes de méningo-encéphalite, le malade très souvent présente la plupart des phénomènes dus à l'intoxication saturnine et que nous signalerons plus loin.

3ᵉ Période. Période d'amélioration graduelle et progression se terminant par la guérison complète. — Cette période qui va nettement différencier la vraie paralysie générale de la pseudo-paralysie générale saturnine, arrive plus ou moins tôt suivant l'intensité de l'intoxication.

D'après Meyer, il y a parfois au commencement de cette troisième période des vertiges épileptiformes, du moins c'est ce qu'il a constaté chez un des malades dont il rapporte l'observation (obs. XV). Au moment où, le plomb s'étant éliminé, la maladie arrive à cette période, les idées se font jour et peu à peu l'amélioration s'accentue. La paralysie diminue et en général cette diminution s'observe d'abord aux membres inférieurs. Le malade essaie quelques mouvements, bien que ne pouvant pas encore marcher; plus tard la station debout est possible et enfin à un moment donné la marche est facile. En même temps la parole, quoique toujours embarrassée, commence à devenir plus distincte, on comprend beaucoup plus facilement les malades. L'intelligence, au début de cette période, est encore obscurcie, néanmoins peu à peu le malade sort de son état de torpeur. Enfin, phénomène important, s'il y a eu du gâtisme à la période précédente, ce signe disparaît.

A ce moment on constate souvent une transformation du caractère; les malades jusqu'ici tranquilles dans leur lit, deviennent malveillants, il s'irritent pour les causes les plus futiles. C'est ainsi que le malade de notre observation XXI se disputait avec ses camarades, était grossier avec les infirmiers, au point que plusieurs fois on l'a menacé de le renvoyer de l'hôpital. Cette méchanceté, jointe à la marche graduelle et progressive vers la guérison, caractérise assez bien cette troisième période.

Bientôt l'amélioration devient de plus en plus sensible; la paralysie a complètement disparu, l'intelligence revient. Les uns peuvent retracer les événements de leur vie, la mémoire reparaît. Mais il y a encore du tremblement et l'écriture est encore mal tracée. Enfin il arrive un moment où les malades sont, pour ainsi dire, entièrement guéris. Tous les mouvements sont revenus, l'écriture a repris ses caractères et il ne reste plus que le liséré gingival et une légère teinte terreuse de la peau, symptômes qui, longtemps après la disparition des phénomènes de la pseudo-paralysie générale, indiquent que le malade a été soumis à l'intoxication saturnine. Les troubles de la parole eux-mêmes ont disparu, mais l'intelligence reste un peu affaiblie. Telle est la marche des symptômes dans la plupart des cas de pseudo-paralysie générale saturnine; mais, nous le verrons en parlant des terminaisons de la maladie, la marche de l'affection n'est pas toujours aussi heureuse.

P.   2

CHAPITRE IV

Marche. — Durée. — Terminaisons.

Comme nous l'avons vu dans le chapitre précédent, la marche de la pseudo-paralysie générale saturnine peut se diviser en trois périodes, mais, s'il est facile de distinguer la deuxième période ou période de dépression, et la période d'amélioration dans la plupart des cas, il n'en est pas de même pour la première période. Cette période de début, plus ou moins marquée d'ailleurs, dure parfois plusieurs jours, huit, dix jours ; mais dans quelques cas elle n'a duré qu'un jour ou deux et, dans d'autres enfin, c'est à peine si on peut la reconnaître. Les malades arrivent, pour ainsi dire, d'emblée à la période d'état de la maladie. Cette période en moyenne durerait deux mois : quant à la dernière, sa durée est forcément très variable, et cela tient à différentes causes : le nombre, la gravité des accidents saturnins antérieurs, le degré d'intoxication du malade, la prédisposition particulière à chaque sujet et peut-être aussi beaucoup d'autres causes expliquent ces différences.

Quoi qu'il en soit, malgré le tableau alarmant des symptômes, le malade, soustrait à l'action du plomb, tend à se rétablir au bout d'un temps variable qui peut n'être que de cinq à six mois, mais qui, dans d'autres cas, atteindra un an. Le malade rentre en possession de lui-même, et souvent il ne reste que le liséré gingival, la teinte terreuse de la peau auxquels il faut généralement joindre un certain degré d'affaiblissement de l'intelligence et de la mémoire. Pour que la guérison soit complète, il faut que le poison soit éliminé, et souvent cette élimination ne se fait qu'avec une extrême lenteur. En un mot la maladie tend vers la guérison. Mais il n'en en est pas toujours ainsi ; le malade parfois arrive à la démence cachectique et succombe ; dans d'autres cas il peut être enlevé plus rapidement par une attaque apoplectiforme ou épileptiforme.

Enfin, rappelons que les récidives sont fréquentes et succèdent à une nouvelle intoxication (obs. V, XXI); aussi un malade qui une première fois a guéri, peut-il succomber à la suite d'une de ces récidives.

CHAPITRE V

Diagnostic

Les difficultés que présente le diagnostic de la pseudo-paralysie générale saturnine sont parfois assez grandes ; souvent, en effet, les symptômes que l'on observe ressemblent beaucoup à ceux de la vraie paralysie générale et s'il y a si peu d'observations de pseudo-paralysie, c'est que souvent on s'est cru en présence de vraies paralysies générales. En outre, n'oublions pas que l'on peut observer la démence paralytique ordinaire chez des individus atteints d'intoxication saturnine ; de ce fait qu'un malade présente des accidents saturnins, il ne s'ensuit pas que les symptômes de paralysie générale que l'on pourra observer chez lui sont sous la dépendance de l'intoxication plombique ; en d'autres termes, un saturnin peut très bien avoir comme tout autre individu une vraie paralysie générale sans que l'action du plomb soit à incriminer.

Nous aurons donc d'une part à établir le diagnostic de la pseudo-paralysie générale saturnine avec la vraie paralysie générale, et d'autre part à indiquer les signes qui permettent de reconnaître la paralysie générale vraie compliquée d'intoxication saturnine.

Enfin nous terminerons ce chapitre en faisant le diagnostic différentiel de la pseudo-paralysie générale saturnine avec les autres pseudo-paralysies générales.

Un premier point qu'il importe de rappeler et qui mettra souvent sur la voie du diagnostic ; c'est que le saturnin atteint de pseudo-paralysie générale offre les symptômes particuliers de l'intoxication saturnine. Nous avons déjà parlé de ces signes dans l'étude symptomatologique que nous avons faite plus haut, mais nous y revenons ici en raison de leur importance pour le diagnostic. Ces symptômes peuvent se diviser en deux groupes, les uns, d'ordre physique, consistent dans le liséré gingival, la teinte terreuse de la peau, les douleurs abdominales, les vertiges, les crampes, les fourmillements, les névralgies, les anesthésies ou hyperesthésies partielles ; les autres, d'ordre intellectuel, comprennent les hallucinations de la vue, les idées de persécution, les terreurs imaginaires.

Le mode de début est différent, du moins le plus souvent, dans les deux affections. Le début brusque appartient à la pseudo-paralysie générale saturnine ; les attaques épileptiformes que nous avons signalées, ne se rencontrent guère au début de la paralysie générale ordinaire ; quand on les observe, la maladie est déjà avancée dans son évolution.

Quant aux symptômes communs, nous allons voir que le plus souvent il y a des nuances qui permettent de reconnaître que l'on n'est pas en présence d'une vraie paralysie générale. L'inégalité pupillaire, qui existe en moyenne une fois sur trois dans cette dernière, manque souvent chez nos malades ; et, quand elle existe elle est moins fugace.

Le tremblement n'est jamais une trémulence générale dans la vraie paralysie générale ; ici, au contraire, il est souvent plus généralisé ; en outre, plus intermittent, il est aussi plus prononcé, plus spasmodique et débute le plus souvent par les mains. L'embarras de la parole est en général beaucoup plus accentué, surtout au début, au point que l'on a souvent de la peine à comprendre les malades.

Dans une de ses observations, Devouges compare cette prononciation à celle d'une personne qui sort de l'eau en claquant des dents. Les troubles de la sensibilité, rares dans la paralysie générale vraie, sont notés le plus souvent ici, et ils consistent presque uniquement en de l'anesthésie, surtout de l'anesthésie à la douleur.

Dès le début, souvent les phénomènes de paralysie arrivent à leur summum et le plus fréquemment le saturnin à son entrée est gâteux, abruti, incapable de se tenir debout.

Dans l'ordre intellectuel, les différences ne manquent pas non plus. Dans la paralysie générale ordinaire les troubles de l'intelligence d'abord peu marqués s'accentuent peu à peu et suivent une marche progressive, jusqu'au moment où le malade arrive à la démence. Dans la pseudo-paralysie générale saturnine, cette démence se montre au contraire dès le début de la maladie avec la plus grande intensité. « Comme le dit le professeur Ball, c'est la démence qui semble au premier abord dominer tout l'ensemble de la situation. »

Le délire de la paralysie générale manque souvent ; en tous cas, il est plus effacé, et rarement on rencontre des idées ambitieuses ; les malades paraissent plutôt hébétés, ils restent immobiles, ne paraissant rien comprendre et pouvant à peine dire leur nom.

Enfin on a signalé des différences dans le caractère des malades, « le plus souvent, dit Meyer, le paralytique général vrai est un être doux, bienfaisant, humain, rempli de bonté, toujours soumis et toujours disposé à distribuer au premier venu les titres et les richesses dont il dispose ». Au contraire le saturnin, dès qu'il sort de son abrutissement (et cela se voit principalement quand il va arriver à la période d'amélioration), est grossier, égoïste, méchant.

Telles sont les nuances que l'on observe dans les divers symptômes communs aux deux maladies ; néanmoins souvent le diagnostic reste hésitant, et c'est la marche de l'affection qui vient lever les doutes. En effet comme nous l'avons déjà dit, dans un cas la marche est lente, progressive, et la terminaison fatale est la mort ; dans l'autre au contraire, la marche est inverse, et après un ensemble de symptômes très graves qui font craindre parfois une terminaison mortelle, les phénomènes s'amendent et la guérison s'établit, du moins dans la plupart des cas.

Quant au diagnostic, de la pseudo-paralysie générale saturnine avec la vraie paralysie générale survenant chez un saturnin en dehors de l'action du plomb, il n'a souvent pas été fait par les auteurs. Néanmoins avec un peu d'attention on pourra éviter l'erreur.

D'une part en effet le tableau symptomatique se rapprochera bien plus de celui de la vraie paralysie générale que de celui de la pseudo-paralysie, et, d'autre part, la marche des accidents montrera que la paralysie et l'intoxication saturnine sont indépendantes.

En effet, le malade étant soumis à un traitement et étant

soustrait à l'action toxique du plomb, les symptômes d'intoxication diminueront et disparaîtront même, et la paralysie générale suivra sa marche progressive et fatale vers la mort. Dans la pseudo-paralysie générale saturnine, au contraire, les symptômes de la paralysie générale et ceux de l'intoxication s'amendent en même temps et parallèlement. Nous publions ici un cas de vraie paralysie générale survenue chez un saturnin.

Dans cette observation, la marche de la maladie a été lente et graduelle et le malade est arrivé peu à peu au gâtisme.

OBSERVATION I (PERSONNELLE)

Paralysie générale survenue chez un saturnin en dehors de l'intoxication saturnine. — Gâtisme.

D..., Joseph, âgé de 36 ans, peintre en voitures, est entré le 29 novembre 1888 à l'hôpital Beaujon, salle Louis, n° 15, service de M. le Dr Gombault.

Antécédents héréditaires. — Mère morte à 50 ans. Père mort vers le même âge. Le malade ne peut nous renseigner sur la cause de leur mort.

Antécédents personnels. — D... est peintre en voitures depuis 15 ans ; il aurait eu une seule attaque de coliques de plomb il y a dix ans. Jamais de paralysie, jamais d'encéphalopathie saturnine. Ni syphilis, ni alcoolisme.

Le début de l'affection actuelle remonterait à un an et a été progressif ; les premiers symptômes que le malade a présentés ont consisté en des maux de tête, des vertiges très légers qui se répétèrent quatre ou cinq fois seulement ; en même temps la parole est devenue embarrassée et la vue a légèrement baissé. Enfin le malade dit qu'il s'est aperçu que peu à peu il perdait la mémoire ; son intelligence s'est affaiblie peu à peu. Il est devenu en même temps inquiet, hypochondriaque. Pas de délire, pas d'idées ambitieuses ; pas de phénomènes paralytiques au début, mais peu à peu il est devenu maladroit et ses jambes se sont affaiblies. Mais pendant longtemps ces troubles de motilité ont été à peine marqués et c'est surtout du côté de l'intelligence que les symptômes ont été plus prononcés.

État actuel. — Un des premiers symptômes qui frappe quand on examine le malade, c'est l'embarras de la parole qui est assez prononcé et qui rappelle les troubles que l'on observe dans la démence paralytique ordinaire, des syllabes manquent dans les mots que prononce le malade ; en même temps les lèvres tremblent et, quand on fait tirer la langue au malade, on observe un tremblement très marqué de cet organe.

L'intelligence est très affaiblie, le malade, tranquille, silencieux, répond assez bien aux questions qu'on lui pose, mais après une certaine hésitation ; il semble chercher ce qu'il va répondre, et après quelques instants, il parle. Comme nous l'avons déjà dit, il y a eu quelques modifications du caractère, le malade est devenu triste, et enfin il nous raconte que depuis un an il ne peut plus se livrer à ses occupations comme autrefois ; il oublie ce qu'il a fait.

Il n'y a qu'un très léger tremblement des membres supérieurs ; on ne l'observe pas aux membres inférieurs. Mais le malade lui-même raconte qu'il est devenu inhabile, et quand on veut le faire écrire, ce n'est qu'à grand' peine qu'il arrive à tracer quelques lettres. La marche est possible, mais il y a une faiblesse assez prononcée des membres inférieurs et le malade ne marche qu'avec précaution et en s'aidant le plus souvent d'une canne.

Les troubles de sensibilité sont peu marqués : il y a un léger degré d'anesthésie aux membres inférieurs ; quant aux membres supérieurs, on ne constate ni hyperesthésie, ni anesthésie. Pas de fourmillements, pas de viscéralgies, pas de névralgies. Quant aux troubles sensoriels, sauf un léger trouble de la vue, il n'y a rien à noter. Ni dilatation anormale, ni contraction anormale des pupilles qui, d'ailleurs sont égales.

Rien du côté de l'ouïe ; pas d'hallucinations.

Enfin, signalons que le malade ne présente ni le liséré gingival, ni la teinte terreuse de la peau que l'on observe chez les sujets profondément intoxiqués par le plomb.

L'état général est excellent ; l'appétit est conservé, le malade a conservé son embonpoint.

Pas de paralysie des sphincters.

Comme le malade était un saturnin, on le soumit d'abord aux purgatifs, aux bains sulfureux et à l'iodure de potassium pour voir si ce traitement, bien que la maladie ne nous ait pas paru sous la dépendance de l'intoxication plombique, amènerait quelque amélioration. Mais au bout de trois semaines, un mois, l'état du malade, loin de s'améliorer, s'était plutôt aggravé. La maladie suivait sa marche progressive.

29 décembre 1888. L'intelligence est encore plus affaiblie qu'au moment de l'entrée du malade à l'hôpital.

Il reste toute la journée étendu dans son lit, silencieux, ne demandant rien ; mangeant quand on lui donne ; il ne parle à personne et d'ailleurs il est devenu très difficile à comprendre, les troubles de la parole se sont de plus en plus accentués ; le tremblement des lèvres et de la langue est beaucoup plus prononcé. Quand on lui demande comment il va, il répond : je vais bien, et toute la journée il reste l'air stupide, ne paraissant penser à rien et ne s'intéresser à rien de ce qui se passe dans la salle. Les troubles paralytiques ont fait des progrès et maintenant le malade ne peut plus même remuer ses jambes.

En un mot la maladie fait des progrès tous les jours.

Le 31 janvier, quand nous quittons le service, l'état du malade est absolument le même qu'au mois de décembre. L'intelligence sombre complètement; la paralysie est de plus en plus marquée. Pas de paralysie des sphincters.

Depuis nous avons appris que cet état s'est aggravé; le malade est devenu gâteux; il est tombé dans un état de démence et de cachexie profondes et à la fin du mois de février 1889, il fut envoyé dans un asile d'aliénés. Nous ne savons pas ce qu'il est devenu depuis lors.

Nous serons plus bref sur le diagnostic de la maladie qui nous occupe avec les autres pseudo-paralysies générales.

La *pseudo-paralysie générale alcoolique*, à l'inverse de la saturnine, se développe sur le terrain héréditaire. Les malades sont souvent des fils de buveurs et en outre parfois il y a de l'hérédité vésanique. D'ailleurs les antécédents personnels viennent éclairer le diagnostic. Nous sommes en présence de malades qui n'ont jamais été soumis à l'action du plomb, mais qui, en revanche, le plus souvent sont de vieux alcooliques. Souvent, comme nous l'avons dit déjà, le début se ressemble beaucoup dans les deux affections et est marqué par des attaques épileptiformes, mais parfois la pseudo-paralysie générale alcoolique débute par un accès d'alcoolisme plus ou moins aigu, et même par une attaque de delirium tremens. Néanmoins l'erreur est très facile au début. Plus tard les différences s'accentuent, ainsi l'inégalité pupillaire, qui manque souvent dans la pseudo-paralysie générale saturnine, est ici au contraire la règle. En outre l'ouverture de la pupille a des caractères spéciaux; elle est ovalaire, déformée et souvent terne, nuageuse, sans éclat. Les troubles de la sensibilité, qui manquent rarement au lieu de consister en de l'anesthésie, sont plus souvent des hyperesthésies ou par plaques ou mieux généralisées Le tremblement ressemble beaucoup à celui de la pseudo-paralysie générale saturnine, mais il s'accompagne de tous les symptômes de l'alcoolisme chronique que nous n'observons pas chez les saturnins. Quant à la marche, elle ne permet pas d'établir une différence entre les deux affections, car dans l'une et dans l'autre elle est régressive et tend vers la guérison. ·

Enfin le diagnostic de la *pseudo-paralysie générale syphilitique* sera souvent facile à faire; l'absence d'intoxication plombique, la connaissance des antécédents du malade, les principaux signes de la syphilis que le malade peut présenter et enfin l'amélioration due au traitement antisyphilitique montreront que la maladie est bien sous la dépendance de la syphilis. C'est là surtout ce qui permettra de faire le diagnostic, car les nuances que présentent les symptômes sont légères ; ici également le délire est souvent effacé, les idées ambitieuses manquent souvent, mais non toujours, la démence est très prononcée et la marche de la maladie est également régressive.

Quant aux autres pseudo-paralysies générales, *la pseudo-paralysie générale sénile et la pseudo-paralysie générale pellagreuse*, nous ne ferons que les signaler. L'erreur est facile à éviter et nous n'insisterons pas.

CHAPITRE VI

Pronostic.

Il ressort de tout ce que nous avons dit sur la paralysie générale ordinaire et la pseudo-paralysie générale saturnine, que le pronostic de l'une et de l'autre de ces affections est loin d'être le même. Tandis que l'une marche fatalement vers la mort, après avoir présenté parfois, il est vrai, des rémissions plus ou moins longues; l'autre peut au contraire guérir complètement. Néanmoins il ne faudrait pas croire que la terminaison de la maladie soit toujours heureuse, dans certains cas la marche de la maladie est en tout semblable à celle de la vraie paralysie générale et la mort est la terminaison de l'affection. D'autre part, quand les sujets sont soumis de nouveau à l'action du plomb il y a des récidives, comme nous le montrons dans notre observation XXI. Enfin, alors même que la maladie a évolué vers la guérison, qui d'ailleurs souvent n'est complète qu'au bout d'un temps très long et que le sujet n'a pas eu de récidives et s'est soustrait à l'intoxication saturnine, il reste parfois une perte ou au moins un affaiblissement de la mémoire et des autres facultés intellectuelles. Sur les vingt cas que nous rapportons et qui sont les seuls publiés jusqu'à ce jour, il y a eu quinze cas de guérison ou d'amélioration et cinq cas de mort. En un mot, la vie du malade est loin d'être menacée comme celle d'un paralytique général ordinaire, mais trop souvent il reste une déchéance de l'intelligence.

CHAPITRE VII

Anatomie pathologique.

Les lésions de la pseudo-paralysie générale saturnine ne sont pas connues et il ne peut guère en être autrement, vu la rareté excessive des autopsies ; les quelques malades dont on a rapporté les observations ont presque tous guéri, et c'est à peine si on a deux ou trois autopsies. Meyer, dans sa thèse, se contente de dire que les lésions que l'on observe se rapportent soit à la paralysie générale des aliénés, soit à celle-ci se greffant sur une intoxication saturnine. Blache (Thèse, Lyon, 1884) n'en dit pas d'avantage. Devouges, pour qui la pseudo-paralysie générale saturnine était en réalité une vraie paralysie générale, a signalé les lésions suivantes :

Adhérences unissant les hémisphères cérébraux entre eux et avec les méninges ; méninges épaissies, dures et infiltrées d'une grande quantité de sérosité sanguinolente. Substance grise ramollie se détachant par places, quand on cherche à enlever les méninges ; substance cérébrale plus foncée et présentant un piqueté assez vif. Sesselmann a signalé des adhérences de la base du cerveau à la dure-mère. Dans l'observation de Dowse, il y avait une hémorrhagie sous-arachnoïdienne occupant les lobes pariétal et occipital gauches et de plus une dégénérescence de la substance grise et une sclérose de quelques portions du cerveau.

Camuset, plus récemment, a eu l'occasion de faire une autopsie, et les résultats de son observation paraissent différents de ceux qu'a trouvés Devouges. Dans ce cas la dure-mère n'adhère pas aux os du crâne ; on ne trouve pas de fausses membranes accolées à sa face interne. Les autres méninges sont épaissies et vascularisées. Les veines dilatées y sont gorgées de sang. Aucune adhérence méningo-corticale. Beaucoup de liquide céphalo-rachidien ; cerveau ferme, ischémié (obs. XX).

Dans la plupart des cas on a analysé le cerveau et on y a trouvé du plomb (obs. XI, XII, XX).

En somme, nous ne connaissons pas les lésions de la pseudo-paralysie générale saturnine ; les adhérences du cerveau aux méninges se rencontrent dans beaucoup d'affections de l'encéphale autres que la paralysie générale ; il n'y a là rien de pathognomonique. Quoi qu'il en soit, la marche de la maladie, sa tendance vers la guérison portent à croire que le plus souvent il ne doit y avoir que des lésions fonctionnelles, et principalement des troubles circulatoires. Joignons à cela l'existence du plomb dans la substance cérébrale et c'est à peu près tout ce que l'on trouvera probablement dans la grande majorité des cas.

CHAPITRE VIII

Traitement.

Nous ne dirons rien du traitement prophylactique ; il n'y a rien de spécial à la pseudo-paralysie générale saturnine et tout ce que nous pourrions dire se rapporterait à l'intoxication par le plomb en général. La seule remarque que nous ferons, et elle est très importante, c'est que, lorsqu'un individu a déjà présenté des symptômes de paralysie générale sous l'influence du plomb et est sorti de l'hôpital amélioré ou guéri, il faut faire tous ses efforts pour le forcer à changer de profession.

En effet, ici, comme pour toutes les manifestations de l'intoxication saturine, le retour des mêmes symptômes est à craindre ; or, si une première fois le malade a pu guérir, rien ne prouve qu'il en sera de même une seconde fois, bien au con-

traire les troubles de l'intelligence et les phénomènes paralytiques seront de plus en plus marqués et pourront mener le
malade à la mort.

Quant au traitement proprement dit, il comprendra et le
traitement de l'intoxication plombique et le traitement des
symptômes spéciaux que présentera le malade. D'une part on
le soumettra aux purgatifs, aux bains sulfureux, si son état le
permet, au miel soufré, et surtout on lui donnera de l'iodure de
potassium. Il est nécessaire d'administrer ce dernier médica-
ment pendant très longtemps, aussi M. le professeur Ball
recommande-t-il de le donner à petites doses, de façon à en
mieux assurer la tolérance.

D'autre part, si le malade a du délire, de l'insomnie, on lui
administrera du chloral à la dose de 4 à 5 gr. par jour jusqu'à ce que ces phénomènes disparaissent. Enfin on soutiendra
les forces du malade en lui donnant des toniques, de l'alcool à
petites doses et surtout en l'alimentant.

En un mot, tâcher de faire éliminer le plomb qui agit comme
poison, et relever les forces du malade : telles sont les indica-
tions à remplir.

OBSERVATIONS

OBSERVATION II (RÉSUMÉE)

DEVOUGES. *Annales médico-psychologiques*, 1857.

Intoxication saturnine. — Paralysie générale chronique.
Autopsie.

Leclerc, 41 ans, peintre en bâtiments, est entré le 8 janvier 1855, à l'asile de Bicêtre, service de M. Moreau (de Tours).

Le père du malade est mort d'une attaque d'apoplexie. Sa mère, vivante, jouit d'une bonne santé ; c'est une femme très vive, très irritable.

Leclerc est très sobre, et, quoique maniant depuis sa jeunesse des préparations de plomb, il avait toujours joui d'une bonne santé ; ce n'est que quatre mois avant sa réclusion qu'il ressentit les premières atteintes de sa maladie. Sa femme remarqua d'abord un changement dans son caractère qui devenait bizarre ; il devint sombre et taciturne. Très irritable, il se mettait en colère pour les causes les plus légères. Il devint d'une avarice extrême. C'est à la même époque qu'il ressentit les premières coliques, mais elle ne furent jamais assez intenses pour réclamer un traitement spécial.

A la fin de l'année 1854, il fut forcé d'assister à un banquet ; mais il quitta la table avant la fin du repas et revint chez lui en toute hâte, prétendant qu'il avait couru grand danger d'être arrêté. On ne put le débarrasser de ces craintes imaginaires qui ne firent qu'augmenter. Une affaire d'argent, dans laquelle il courut le risque de perdre 2,000 francs, vint augmenter le trouble de son esprit ; Leclerc se crut dans la plus profonde misère et il devint de plus en plus sombre. Souvent il refusait complètement de manger.

Dix jours après, sa femme, blanchisseuse à Grenelle, vint à Paris avec une voiture de linge ; ce jour-là, Leclerc fut poursuivi sans relâche par ses terreurs ; il ne pouvait manquer, selon lui, d'arriver un accident dont sa femme serait victime ; on devait attaquer et incendier sa maison, voler son mobilier, et il voulait que l'on transportât tous ses meubles autre part. Le lendemain, il eut trois attaques consécutives, qu'il est facile de reconnaître pour des attaques épileptiques aux détails qu'en donne sa femme ; deux jours après deux nouvelles attaques. A partir de ce moment, il ne reconnut plus

personne et fut poursuivi par deux idées fixes : la première, de tout repeindre dans sa maison, la seconde, d'échapper aux voleurs qui le poursuivaient
constamment.

Quelques jours après, on le retira d'un puits, et l'on ne put jamais savoir
s'il y était tombé involontairement ou s'il s'y était précipité.

Avant sa maladie, Leclerc était un peu bègue, mais depuis deux mois sa
parole était devenue plus embarrassée; il hésitait beaucoup avant de pro-
noncer quelques syllabes et surtout il en oubliait plusieurs, et même des mots
complets, ce qui rendait souvent son langage presque inintelligible. Aucune
altération des sens.

C'est dans les accès de colère dont nous avons parlé qu'il se manifesta d'abord
du tremblement ; plus tard, il persista après les accès et devint presque continuel, ce n'est que quelques jours avant sa réclusion qu'il se plaignit de
sentir ses membres s'affaiblir. Il retenait bien ses matières fécales, et il lui
arriva seulement quelquefois d'uriner dans son lit.

Au commencement de décembre 1854, il fut obligé d'abandonner complètement ses travaux, et, sur les conseils d'un médecin, sa femme le fit enfer-
mer dans une maison du faubourg Saint-Antoine, où il resta jusqu'au 8 janvier 1855, jour de son entrée à Bicêtre. Pendant ce séjour, il ne lui arriva
qu'une seule fois de reconnaître ses parents, et il resta continuellement muet.
Les sphincters se paralysèrent complètement.

Le jour de son entrée le malade est dans un état de stupeur profonde. Les
membres sont considérablement affaiblis, et cet affaiblissement paraît surtout
marqué du côté gauche. Il retient ses urines et ses matières fécales ; il se
plaint de douleurs dans les jambes; la sensibilité paraît conservée sur toute
la surface du corps. Les traits sont tirés ; la peau est le siège d'une coloration particulière d'un jaune grisâtre, plus foncé dans certains endroits.
Liséré gingival très net. Limonade sulfurique. Bain sulfureux.

Jusqu'au 10 janvier rien de nouveau.

Le 10. Il eut deux attaques d'épilepsie qui se répétèrent le 11 et le 12.
Les deux premières furent peu marquées et consistèrent seulement en un
étourdissement passager avec quelques contractions des membres, suivi d'un
long sommeil. Les secondes furent mieux caractérisées et se répétèrent plus
tard sous la même forme: elles furent annoncées par les troubles prodromi-
ques suivants ; le malade devenait d'une sensibilité extrême, pleurait ou
riait sans raison ; il avait alors la manie d'embrasser tout le monde ; continuellement en mouvement, il marchait sans but et avec précipitation ; sa
figure était empreinte de terreur ; il allait étourdiment se coucher dans chacun des lits de la salle ; si on lui parlait, il ne donnait aucune réponse ; souvent aussi il s'étendait à terre et se cachait la figure dans les deux mains.

On pouvait alors prévoir une attaque, qui le prenait dans cette position,
si on n'avait pas eu le temps de le mettre dans son lit. L'attaque, qui rappe-

lait en tous points l'épilepsie, durait toujours au moins un quart d'heure et était suivie pendant une demi-heure d'un sommeil profond avec ronflement. Cinq ou six attaques semblables se succédèrent dans l'espace de deux ou trois jours. Pendant cette période, et dans l'intervalle des accès, le malade restait comme stupide ; il ne mangeait pas seul, ne parlait pas, et la nuit, il était agité, se remuait continuellement et semblait poursuivi par des fantômes effrayants.

Dès la première attaque, nouvelle paralysie des sphincters qui persista quelque temps et ne cessa que quinze jours plus tard, après l'administration de pilules de strychnine. Le même phénomène se représenta dans une autre succession d'attaques ; en tout semblable à la première et qui commença le 6 mars.

Dans l'intervalle qui sépara ces deux périodes le malade se plaignit souvent de douleurs dans l'abdomen. La marche était chancelante et souvent il tombait. La mémoire paraissait, dans certains moments, complètement abolie et Leclerc semblait avoir oublié jusqu'à son nom.

A la suite des attaques épileptiformes qu'il eut du 6 au 7 mars, se manifestèrent les premières lésions de la sensibilité qui consistèrent en une anesthésie presque complète et générale.

Le 17. Il eut une attaque isolée et peu intense. Pendant tout ce temps, le malade n'avait pas cessé d'être soumis au traitement par les bains sulfureux et la limonade sulfurique.

Examiné attentivement le 16 mai, il nous présente le tableau suivant :

La prononciation rappelle celle qu'on observe dans la paralysie générale, mais avec quelques différences. Quand on lui adresse une question, il répond précipitamment et par saccades, en laissant quelques mots incomplets ; quelquefois il laisse une phrase inachevée, et la termine en répétant plusieurs fois une syllabe quelconque. Sa prononciation peut assez bien être comparée, dans ces cas, à celle d'une personne qui sort de l'eau froide en claquant des dents. D'autres fois, enfin, sa prononciation est tellement embarrassée, que ses réponses ne sont qu'une succession de syllabes insignifiantes marmottées très vite.

Pendant qu'il parle, ses lèvres sont agitées convulsivement. Les ailes du nez participent au mouvement des lèvres. Toute la face est agitée de mouvements semblables.

Quand la langue est tirée hors de la bouche, on y aperçoit une succession de contractions fibrillaires partielles.

Il reste ordinairement assis, et se fatigue promptement lorsqu'il se tient debout ; cependant la paralysie n'est pas arrivée au dernier degré dans les membres inférieurs, et le malade peut encore s'en servir. Les membres supérieurs paraissent plus affaiblis ; quand on lui fait allonger les bras horizontalement, le tremblement se prononce au bout de quelques instants. Depuis quelque temps, le malade peut retenir ses urines et ses matières fécales. Anesthésie presque généralisée. Pupilles petites et régulières et paraissant immobiles. Pas de délire des grandeurs. Mémoire affaiblie, mais non complètement abolie. Quand on veut le faire lire, il prononce chaque lettre l'une après l'autre, mais ne peut les réunir pour former des mots ni même des syllabes séparées.

Ce qu'il présente surtout de remarquable, c'est son insouciance à l'égard de tout ce qui l'entoure, et une absence absolue d'initiative. Jamais il n'a demandé à sortir de l'établissement. Leclerc est aujourd'hui dans un état de démence presque complète.

Du reste, il mange et boit bien, et a pris depuis six semaines beaucoup d'embonpoint.

31 mai. Une nouvelle attaque eut lieu; elle fut précédée et suivie des mêmes symptômes que les autres.

19 juin. Nouvelle attaque épileptiforme.

Ces attaques se renouvelèrent souvent, et Leclerc résista jusqu'à la fin de l'année aux symptômes toujours croissants de la maladie.

Autopsie. — Voici les lésions que l'on observa et qui nous intéressent :

A l'incision de la dure-mère, il s'écoule une assez grande quantité de sérosité; les veines qui rampent sur la convexité des hémisphères sont gorgées de sang. Le feuillet viscéral de l'arachnoïde est épaissi et semble être le siège d'une infiltration plastique chatoyante, d'un gris perle; en essayant de l'enlever, on entraîne en même temps une couche légère de substance cérébrale. Si l'on écarte les hémisphères, on voit que les surfaces internes adhèrent l'une à l'autre au moyen d'une matière glutineuse rosée qui forme une sorte de ruban d'un centimètre de hauteur, et s'étendant à toute la longueur du corps calleux. Les lobes frontaux sont intimement unis dans toute la portion qui se trouve au-dessous du genou du corps calleux. Les veines de la base sont pleines de sang; le pédoncule cérébral gauche est légèrement ramolli dans ses couches les plus superficielles. A la simple vue, il semble que le lobe occipital droit soit plus développé que le gauche; la balance confirme cette présomption (34 gr. de plus pour le lobe droit).

Le ventricule latéral droit est plein de sérosité; ses parois ont leur aspect normal; le gauche ne contient plus de liquide; sa capacité paraît être moindre que celle de l'autre. Il semble que toutes les parties centrales soient un peu molles, tandis que les circonvolutions sont au contraire plus fermes que de coutume, si ce n'est à leur surface. Dans le cervelet, comme dans le cerveau, la substance grise est beaucoup plus foncée qu'à l'état normal.

La moelle n'a pas été examinée. Poumons adhérents. Un seul tubercule cru au sommet du poumon droit.

Une petite excavation à la base du poumon gauche.

OBSERVATION III (RÉSUMÉE)

DEVOUGES. *Annales médico-psychologiques*, 1857.

Intoxication saturnine. — Symptômes de paralysie générale.

Le nommé Meunier, âgé de 29 ans, peintre en bâtiments, est entré, pour la seconde fois, à l'asile de Bicêtre, le 19 février 1855.

Il exerce sa profession depuis l'âge de 14 ans, et a toujours manié spécialement le blanc de céruse.

Sa mère est morte phtisique, à l'âge de 39 ans ; son père et son oncle, qui exercent la profession de peintres en bâtiments, ont éprouvé quelques coliques, mais ont toujours joui, du reste, d'une bonne santé. On ne trouve chez les grands parents aucune trace de maladies cérébrales. Meunier n'a pas eu d'enfants, bien qu'il soit marié depuis trois ans. Sa femme nous affirme que, depuis qu'elle le connait, elle ne l'a jamais trouvé semblable aux autres hommes ; il avait quelque chose de bizarre dans le caractère ; il était très doux, mais peu communicatif, et passait souvent des heures entières à réfléchir ; il n'avait aucune fermeté dans ses opinions, et, lorsqu'il avait formé un projet, la moindre objection suffisait pour le lui faire abandonner. Lorsqu'il se maria, il avait eu déjà deux fois des coliques, et elles se renouvelèrent souvent depuis.

Deux fois il a eu des étourdissements, dus probablement à une congestion cérébrale, le premier entraîna une chute d'une échelle, et un séjour de quelques semaines à l'hôpital de la Charité ; le second eut lieu pendant un repas, et n'eut pas de suites fâcheuses.

Il y a neuf mois seulement qu'il est complètement malade. Il devint alors très violent ; il battait souvent sa femme et ses parents, et, dans ces moments de fureur, son exaltation était telle, qu'il écumait et grinçait des dents. Son caractère sombre s'exagéra encore, il ne parlait plus à personne. Il devint en même temps voleur, et rapportait chez lui tout ce qui lui tombait sous la main ; sa femme fut souvent obligée de reporter dans les ateliers où il travaillait des objets qu'il avait soustraits à ses patrons ou à ses camarades ; lorsqu'on l'interrogeait sur ces petits larcins, il répondait qu'il ne savait pas ce qu'il avait fait ; et cependant sa femme affirme qu'à cette époque sa mémoire était encore intacte, et qu'il se rappelait parfaitement les choses passées.

Des idées de grandeur se manifestèrent ; il formait des projets bien au-dessus de ses ressources pécuniaires ; il voulait devenir le plus riche entrepreneur de Paris.

Peu à peu il devint très maladroit, au point de ne pouvoir saisir un objet

P.　　　　　　　　　　　　　　　　　　　　　　　　　　3

sans le laisser tomber ; les jambes seules ne paraissaient pas affaiblies.

Il était souvent assoupi, et se plaignait parfois de douleurs très violentes dans la région des reins et dans la tête.

Un tremblement presque continuel occupait tout le corps, et même les lèvres ; sa femme affirme cependant qu'à cette époque sa prononciation n'était pas encore embarrassée.

A la même époque, il fit sur sa femme plusieurs tentatives criminelles ; les deux premières, en versant, dans une fontaine où elle prenait de l'eau, du vert-de-gris et du blanc de céruse ; une autre fois, en la poursuivant avec un rasoir ; une dernière fois, en lui mettant dans son potage une poudre dont elle ne connaît pas la composition.

Ces tentatives échouèrent toutes par suite de la surveillance active que sa femme exerçait sur lui ; du reste il semblait agir machinalement et sans volonté bien arrêtée ; et, chaque fois qu'il était découvert, il demandait pardon comme un enfant.

C'est sa manie de voler qui le fit interner une première fois ; arrêté pour un léger méfait, et reconnu aliéné, il fut conduit à Bicêtre, où il fit un séjour de deux mois.

Il en sortit à la fin de novembre 1854, mais il était devenu à peu près incapable de travailler ; renvoyé de partout, il resta chez lui, et fut pour sa femme un objet de tourment continuel. A partir du début de sa maladie, il était devenu très lubrique, et cette excitation génitale augmenta après son premier séjour à Bicêtre.

A cette époque, il redevint violent, et c'est dans des accès de colère que sa femme s'aperçut pour la première fois que la parole s'embarrassait. Il entra une seconde fois à Bicêtre le 19 février 1855. La lésion de la parole était la suivante : il s'arrêtait tout d'un coup après avoir prononcé plusieurs syllabes, ne pouvait plus rien articuler, se taisait pendant une demi-minute, puis il recommençait à parler ou à lire ; la même chose se répétait jusqu'au moment où il était obligé de s'arrêter complétement.

Le 26 février il est, tout d'un coup, en proie à une agitation extrême ; il est au lit, et malgré la camisole qui le retient, il se jette continuellement de côté et d'autre. La face est rouge, le pouls vif et plein ; il vocifère, et est souvent inondé de sueur. Cet état se prolongea plusieurs jours, et les nuits étaient aussi agitées. Le calme ne revint que le 12 mars, après plusieurs applications de ventouses, à la nuque.

Chez lui le délire des grandeurs n'est pas très marqué. Les facultés mentales sont très déprimées, et le malade est presque en démence ; il nous dit les choses les plus absurdes avec un air de profonde conviction. Il paraît d'une très grande sensibilité, et pleure à propos de chagrins imaginaires. Dans d'autres moments, au contraire, il paraît d'une indifférence extrême. La mémoire paraît en partie conservée, quoique peu précise.

Sa prononciation présente un cachet assez spécial ; elle est traînante et comme chantonnée, elle est, du reste, très intelligible, car le malade appuie sur chacune des syllabes qui se trouvent ainsi séparées par de longs intervalles. Pendant qu'il parle, les lèvres sont agitées de légers mouvements convulsifs qui exagèrent les plis naso-labiaux ; elles sont alternativement serrées contre les arcades dentaires, et projetées en avant.

Le corps est le siège d'un tremblement manifeste dans sa totalité quand le malade marche, dans un membre seulement, quand on le lui fait étendre. La contraction musculaire se fait sans aucune énergie ; à peine serre-t-il la main. La sensibilité est très affaiblie sur toute la surface du corps. Tous les organes des sens sont intacts, les pupilles sont contractées et paraissent immobiles.

Pas de paralysie des sphincters.

La peau ne présente pas actuellement de coloration spéciale, mais elle avait noirci par places, sous l'influence des deux premiers bains sulfureux qu'il prit avant son entrée. Liséré gingival.

Traitement : Bains sulfureux. Limonade sulfurique.

8 mai. La langue est moins embarrassée, et à peine, dans ce moment-ci, remarque-t-on quelques troubles de la prononciation. Le bavardage est toujours très grand, et il nous parle continuellement des choses les plus insignifiantes. Il forme une foule de projets ; il doit peindre beaucoup d'églises et de monuments.

Juillet. L'état physique s'améliore de plus en plus ; le malade a pris beaucoup d'embonpoint ; le tremblement a diminué, l'altération de la prononciation est à peine sensible, mais les désordres intellectuels sont toujours les mêmes, il est niais, très content de l'état où il se trouve, et ne demande jamais à sortir.

Il resta dans cet état plusieurs mois, le 15 octobre, il fut transféré à la ferme Sainte-Anne.

OBSERVATION IV

DEVOUGES, *Annales médico-psychologiques*, 1885.

Intoxication saturnine. — Symptômes de paralysie générale. Autopsie.

Le nommé P..., Gilles, âgé de 45 ans, peintre en bâtiment, est entré à l'asile de Licêtre, le 5 mai 1855.

Le père du malade, qui a toujours joui d'une bonne santé, est mort d'un coup qu'il reçut dans le bas-ventre.

Sa mère, qui a eu 16 ou 17 enfants, est morte sans présenter aucun signe d'aliénation mentale. Les grands parents, les frères et les sœurs du malade, se sont toujours bien portés, et ses enfants n'ont jamais eu de convulsions ni aucune maladie ayant quelque rapport avec l'aliénation mentale.

P... a toujours été d'un caractère vif et remuant ; c'était un bon ouvrier ; il buvait un peu sans être ce qu'on appelle un ivrogne.

Il a eu quelques coliques, mais sa femme nous affirme qu'elles étaient de courte durée, et se sont toujours bornées à des douleurs abdominales peu violentes. Il y a deux ans qu'elle s'aperçut d'un changement bien marqué dans le caractère de son mari ; il devint sombre, irritable, et pleurait souvent sans motifs. Il continua de travailler, mais pendant deux mois ses nuits se passèrent sans sommeil ; il se plaignait d'avoir mal partout, ressentait des faiblesses dans les membres, il avait la singulière manie de prendre tout ce qu'il trouvait.

Il n'avait encore, à cette époque, aucune idée de grandeur, et ce n'est que plus tard, huit jours avant son entrée à Bicêtre, qu'il commença à former beaucoup de projets ; avant cette époque, il était plutôt à se lamenter sur sa position et à se faire plus malheureux qu'il ne l'était réellement. Sa femme affirme qu'à cette époque elle ne s'était encore aperçue d'aucun embarras de la parole ; elle n'avait remarqué qu'un peu de tremblement des membres et de la maladresse. Tous ces symptômes étaient surtout marqués pendant les chaleurs de l'été. Jamais le malade n'a eu d'étourdissements.

Au mois d'octobre 1853, P... devint incapable de travailler ; il ne voulut pas aller à l'hospice, et se mit au lit chez lui ; il avait un frisson continuel, même étant couvert. Son caractère devint de plus en plus sombre et inquiet ; ses amis venaient-ils le visiter, il refusait de leur parler ; pendant six semaines, il ne voulut pas changer de linge, pour faire des économies ; il ne voulut prendre ni tisane ni nourriture, de peur de priver sa femme et ses enfants, qu'il craignait de voir mourir de faim. Il resta près de six mois sans quitter le lit, et dix mois sans travailler ; ce n'est qu'à force d'instances que le médecin le décida à sortir du lit et à prendre quelques bains.

Le 1er août 1854, il reprit son travail : mais il était devenu insociable dans les ateliers, et son caractère intraitable le faisait à chaque instant renvoyer par ses patrons. Il revint chez lui et se mit à former une foule de projets : il clouait des planches contre tous les murs, faisait des constructions inutiles, dégradait son appartement, cassait les carreaux ; il mettait tant d'activité à ces travaux, qu'il y passa souvent des nuits entières.

Les voisins, incommodés par le bruit qu'il faisait jour et nuit et par les querelles qu'il leur cherchait à chaque instant, portèrent plainte contre lui, et on le fit arrêter.

Lorsqu'on l'amena à Bicêtre, il était dans un état d'agitation extrême qui nécessita l'emploi de la camisole et du fauteuil. Si on le laisse libre, il détruit tout ce qui lui tombe sous la main, arrache les fleurs du jardin, casse les vitres; lorsqu'il est attaché, il pousse des vociférations continuelles, et n'est pas plus calme la nuit que le jour. Il veut qu'on le détache pour être libre de faire une foule de réparations, regratter et badigeonner les murs; tous ceux qui l'entourent ont besoin de correction, et chaque jour il nous raconte que la veille il en a terrassé quelques-uns. Les bains sont impuissants à calmer son agitation et il fait si bien des pieds et des mains, qu'en un instant il a presque complètement vidé sa baignoire; la douche froide, quoique lui produisant un effet très pénible, ne l'empêche pas de recommencer son tapage un instant après.

Le délire des grandeurs est maintenant des plus marqués. Toutes les réparations imaginaires dans la maison lui rapportent chaque jour 500 francs; il est très fort, et personne ne peut lui résister; il est le premier sabreur et batteur de canne de Paris : il doit aujourd'hui casser cinquante têtes au Champ-de-Mars, demain il nous donnera à chacun 100,000 francs; personne ne mange plus que lui, et tous les jours il dévore vingt livres de viande; il est très grand et très bien fait, et cependant il a formé le projet de se faire faire des échasses pour que personne ne puisse méconnaître sa supériorité; il occupe un grade élevé dans la garde nationale, et il veut que désormais ce ne soit plus que noces et festins pour les officiers et sous-officiers; il est alternativement Napoléon, Louis-Philippe, etc., enfin il acquiert chaque jour quelque richesse, quelque dignité nouvelle, qui doivent le relever à nos yeux.

La parole présente une modification bien manifeste; elle est traînante et emphatique, surtout à la fin des phrases, souvent les mots sont prononcés difficilement et après un moment d'hésitation; les lèvres et toute la face sont en même temps le siège de contractions fibrillaires. Aucune partie ne paraît complètement paralysée, et le malade déploie dans tous ses mouvements une assez grande vigueur; il retient ses urines et ses matières fécales; la seule altération du mouvement consiste dans un tremblement bien manifeste dans certains moments, mais non continuel. On peut le pincer et le piquer très vigoureusement sans qu'il manifeste la moindre douleur. Il répond, du reste, qu'il est très dur et qu'il nous met au défi de le faire crier. Tous les organes des sens nous paraissent complètement intacts.

Il n'y a dans la coloration de la face rien de spécial, et les gencives ne présentent pas de liséré bien marqué.

Le pouls est toujours resté très calme, même au plus fort de l'agitation.

25 mai. Nous le trouvons un peu moins bruyant, mais sa conversation est toujours la même, et il nous communique plusieurs inventions qu'il a faites; il remue continuellement les mains comme pour se délivrer de la camisole.

Le 26. Il est pris d'une diarrhée très intense. Riz, sirop de coing; diète.

1er juin. Le malade laisse aller involontairement ses urines et ses matières fécales, et l'on est obligé de le laisser en chemise. L'agitation est toujours très grande, et cependant le pouls se maintient à 56 pulsations. La diarrhée a cessé, la langue est nette ; 200 gr. de vin de quinquina ; 2 portions.

Le 2. On le laisse se promener dans le jardin ; sa marche est d'abord chancelante, puis elle devient plus assurée.

Le 12. Il se plaint de manquer de tout, il n'a pas de tabac ; il meurt de faim et cependant il est toujours riche, et n'a qu'à aller chez son banquier chercher 100,000 fr. pour dîner.

Nous remarquons, le 10 juillet, un amaigrissement très marqué, suite d'alimentation insuffisante, le malade refusant souvent de manger ; cependant 'agitation est la même, et le malade chante continuellement.

Pendant le mois d'août, l'amaigrissement fait des progrès ; le malade, toujours agité, semble être dans une démence complète, et ne sait plus que mettre à la suite les uns des autres des millions ou des mots qui n'ont entre eux aucun rapport.

Il alla s'affaiblissant jusqu'au mois de septembre, et succomba, le 11 de ce mois, avec des symptômes de congestion cérébrale.

L'autopsie, pratiquée le 12, trente-sept heures après la mort, fit découvrir les lésions suivantes : à l'ouverture du crâne, les méninges apparaissent épaissies et infiltrées d'une grande quantité de sérosité sanguinolente ; dans certains points, elles sont plus dures et présentent un aspect blanchâtre. Si l'on cherche à les détacher de la surface du cerveau, elles emportent avec elles des lambeaux de la substance grise ramollie. Les cavités centrales n'offrent rien de particulier ; quant à la substance du cerveau, elle est seulement plus foncée que dans l'état normal et présente un piqueté assez abondant.

Dans ce cas, la coloration de la peau et le liséré des gencives ont manqué pendant que le malade était soumis à notre observation ; mais les coliques antérieures ne permettent pas de douter de l'empoisonnement saturnin.

Les membres ont été peu affaiblis et le tremblement seul a été observé, mais les sphincters ont été complètement paralysés.

Le délire des grandeurs s'est montré ici aussi complet que possible.

Enfin l'autopsie nous a révélé les lésions que nous avons trouvées à peu près constamment chez les paralytiques généraux pendant notre année d'internat à Bicêtre.

OBSERVATION V

DEVOUGES. *Annales médico-psychologiques*, 1857.

Pseudo-paralysie générale saturnine. — Guérison.

Le nommé Foucart (Désiré), âgé de 55 ans, peintre en bâtiments, est entré, le 26 juin 1855, à l'asile de Bicêtre.

Le certificat suivant lui avait été délivré par M. Lasègue à la préfecture de police : « Foucart, déjà traité à Bicêtre, arrêté la nuit criant dans la rue ; manie intermittente ».

Il avait exercé pendant longtemps la profession de peintre en bâtiments sans éprouver aucun accident ; mais, depuis plusieurs années, il avait ressenti des coliques et des accidents cérébraux qui avaient nécessité plusieurs fois sa réclusion à Bicêtre : une première fois en juillet 1848, une deuxième fois en décembre de la même année, une troisième fois en janvier 1850.

Chaque fois ils s'étaient bornés à une excitation maniaque passagère, après laquelle il pouvait être rendu à la liberté. Cette fois des symptômes plus alarmants se manifestèrent.

La peau de la face présente bien manifestement la teinte spéciale aux intoxications saturnines ; un liséré bleu très foncé s'étend sur les gencives et sur les dents jusqu'à une assez grande distance de leur ligne d'implantation.

Le malade est très agité et attaché sur un fauteuil ; il remue continuellement et se plaint d'être ainsi maintenu. On le prie de tirer la langue, il la sort d'une longueur démesurée, et répète cette manœuvre pendant plusieurs minutes.

Le délire des grandeurs est très prononcé ; il possède au moins 30 millions, et les tient dans sa poche ou sur ses genoux ; il se plaint même qu'on cherche à les lui prendre à chaque instant. Il est très fort, dit-il, et capable de battre tout le monde ; il a été le meilleur professeur d'escrime de Paris : il est alternativement empereur et roi ; d'une sensibilité extrême et d'un caractère très changeant, il menace et cherche à frapper, pour devenir ensuite suppliant et demander pardon en pleurant.

La mémoire paraît très affaiblie. Si on lui demande son âge, il répond qu'il est né du temps de Louis XIV, puis sous le Consulat ; il affirme n'avoir jamais été marié, ce qui est faux. Les sens sont intacts ; les pupilles sont égales, de moyenne dimension, contractiles.

En l'écoutant parler, on remarque une altération bien manifeste de la parole ; il commence ses réponses avec beaucoup de précipitation, de sorte qu'on pourrait croire qu'elles seront faites très rapidement ; mais, après avoir prononcé deux ou trois mots, il s'arrête un instant, hésite, en prononce deux ou trois autres, et ainsi de suite jusqu'à la fin de la phrase, qui devient une succession de saccades ; on peut noter aussi, de temps en temps, l'oubli d'une ou de deux syllabes. En même temps, les lèvres sont agitées convulsivement et projetées en avant ; les muscles de la face participent à ces mouvements convulsifs, et tout le corps est le siège d'un tremblement très marqué même dans les membres inférieurs, dans l'intervalle des grands mouvements ; la tête est continuellement tournée de côté et d'autre.

La sensibilité paraît modifiée, mais non abolie ; le malade sent très bien les piqûres d'épingles très légères, mais il faut le pincer très vigoureusement pour qu'il manifeste de la douleur.

Ces symptômes continuèrent sans modification notable jusqu'au 12 juillet. Ce jour-là nous lui trouvons une fièvre assez intense ; la langue est sèche ; il fait beaucoup de difficultés pour prendre sa tisane et ses potages : il a peur d'être empoisonné ; il n'aime pas avaler, dit-il, ce qu'on lui donne de droite et de gauche ; on a de la haine contre lui, et plusieurs fois déjà on a attenté à sa vie. Il est toujours riche, du reste ; il possède 100 millions, et a de plus gagné le gros lot de la loterie du Lingot d'or. On lui prescrit un purgatif huileux et de la tisane de chiendent ; mais ces médicaments ne sont pris qu'imparfaitement.

16 juillet. Depuis deux jours, le malade vomit tout ce qu'il prend ; la fièvre est très intense, la langue sèche, très sale, noirâtre ; il a une constipation opiniâtre. Lavement purgatif.

Le 17. Il va beaucoup mieux ; le lavement a produit plusieurs selles, la fièvre a diminué, la langue est moins sale ; il n'y a pas eu de nouveaux vomissements. Cette amélioration continua, et quelques jours après, il demandait à manger. Bientôt il reprit de l'embonpoint, et les accidents gastriques semblèrent avoir été une crise qui avait modifié très heureusement son état mental ; en effet, il fut désormais très calme et répondit avec beaucoup de sens aux questions qu'on lui posait. Il se souvint parfaitement qu'il avait un instant perdu la raison ; il nous dit exactement son âge et la date de sa naissance ; il n'était plus riche, la parole était très libre, le tremblement et les autres accidents de la paralysie avaient disparu ; en un mot, il était guéri, et, quinze jours après, il put être rendu à la liberté.

OBSERVATION VI

DEVOUGES. *Annales médico-psychologiques*, 1857.

Intoxication saturnine. — Hypochondrie. — Paralysie générale consécutive.

Le nommé Toppa, âgé de 33 ans, est entré dans le service le 3 janvier 1855. Lorsqu'on l'interroge sur ses parents, on ne trouve rien qui ait rapport à l'aliénation mentale. Il a longtemps exercé la profession de cuisinier; depuis deux ans seulement il a été occupé à broyer de la céruse. Ce n'est que depuis deux mois qu'il a ressenti des coliques violentes, mais quelques symptômes d'intoxication s'étaient déjà manifestés l'été dernier.

La constipation était habituelle chez lui; un tremblement s'était emparé de la jambe droite et des deux membres supérieurs, qui étaient constamment le siège d'une sensation de fraîcheur; les maux de tête étaient presque continuels. Les coliques qui survinrent, il y a 2 mois, furent souvent très intenses; depuis un mois elles ont presque cessé et ont été remplacées par une douleur fixe à l'épigastre. Le malade, d'un caractère peu gai avant sa maladie, s'exagéra sa position, devint sombre et renonça à toute espèce de travail. On le fit entrer à l'hôpital Beaujon, d'où il fut transféré à Bicêtre. Le jour de son entrée, il était en proie à des hallucinations effrayantes : il voyait sa femme et ses enfants assassinés à l'hôpital Beaujon; il portait la main à la région de l'estomac, et nous montrait avec inquiétude deux petits furoncles situés au voisinage.

Le liséré des gencives était très peu marqué, et la teinte de la peau n'avait rien de spécial. Après avoir pris de la valériane, les premiers jours, il fut mis à l'usage de la limonade sulfurique, des bains sulfureux et du calomel incorporé à du miel.

13 janvier. Il se plaint d'une douleur qui l'a pris subitement après son lever; elle occupe tout le trajet d'un nerf intercostal du côté gauche. Cet accident paraît beaucoup l'inquiéter, et son visage exprime un profond découragement.

Le 15, il survint une salivation; les gencives sont rouges et gonflées. On cesse l'usage du calomel; pilules aloétiques.

Le 17. Diminution de la salivation, mais persistance de petites ulcérations sur les lèvres et les gencives. Chlorate de potasse, 4 gr.

Le 19. Le malade est très inquiet, parce qu'il a vu un peu de sang dans ses garde-robes; il se plaint ensuite de ne pas aller assez souvent à la selle, il nous montre toujours la région de l'estomac d'un air sinistre, la salivation n'a plus lieu que la nuit, au dire du malade.

Jusqu'au 9 février, il resta dans le même état, se trouvant un jour très bien, un jour très mal (frictions stibiées sur la région de l'estomac).

Une amélioration sembla se manifester ; mais le 23 février, les mêmes plaintes recommencèrent ; un cautère fut appliqué à l'épigastre. Quelques jours après, M. Moreau, espérant détourner l'esprit du malade d'une douleur imaginaire par une douleur réelle, fit appliquer un vésicatoire à une jambe. Cette médication n'eut pas plus de succès, et l'on s'abstint pendant quelque temps.

Enfin le malade sembla entrer dans une période meilleure, et ne se plaignit plus ; l'usage des pilules d'aloès entretenait le ventre libre.

Pendant ce temps, le malade resta apathique, se refusant à tout travail, et ce n'est que le 15 mai, sur la demande de sa femme, qu'il quitta l'établissement.

OBSERVATION VII

DEVOUGES. *Annales médico-psychologiques*, 1857.

Intoxication saturnine. — Symptômes de paralysie générale. —
Guérison.

Cette observation m'a été communiquée par M. Moreau, et recueillie l'année dernière dans son service.

Le nommé Champroux, peintre en bâtiments, âgé de 40 ans, est entré à Bicêtre, le 16 février 1856.

Ce sujet est de taille ordinaire, et paraît assez bien constitué ; une teinte blafarde, répandue sur toute la surface du corps, pourrait le faire passer pour ictérique, si elle ne se rattachait pas à des accidents saturnins dont l'existence se révèle par un liséré très prononcé des gencives.

D'après les renseignements fournis par le sujet, il n'existe point de maladies nerveuses dans sa famille ; son père est mort des suites d'un accident ; sa mère vit encore, et jouit d'une bonne santé, elle est cependant sujette à des maux de tête. Leur famille se composait de sept enfants, dont trois sont morts, en bas âge, de la dysenterie (?) les survivants se portent bien. Enfin, le malade, qui est marié depuis quatre ans, a eu un enfant qu'il a perdu à l'âge de 8 mois, sans que la cause de la mort soit connue.

Dans son enfance, le sujet ne jouissait pas d'une bonne santé, et il était bègue et poussif, selon ses propres expressions. Vers l'âge de 6 ans, ces deux affections se sont spontanément dissipées pour céder la place à une toux accompagnée d'une expectoration muqueuse qui dure encore. Sous les autres rapports sa santé est restée bonne jusqu'à l'âge des maladies vénériennes, dont il prit sa bonne part ; il a eu un chancre et plusieurs blennorrhagies, dont la première remonte à l'âge de 17 ans, sans jamais avoir éprouvé d'accidents tertiaires, ses premiers symptômes ayant motivé un traitement mercuriel chez M. Vidal, a l'hôpital du Midi.

C'est depuis l'âge de 16 ans qu'il exerce la profession de peintre en bâtiments ; pendant longtemps il n'a éprouvé aucun des inconvénients qui s'y rattachent ; mais vers l'âge de trente ans, il a ressenti les premières atteintes d'une névralgie intercostale qui se manifestait à des intervalles irréguliers par un point de côté à gauche et une sensation pénible à l'épigastre allant jusqu'à produire la dyspnée.

Ces phénomènes ont complètement disparu il y a cinq ans à la suite d'un traitement suivi par le malade à la Charité, chez M. Briquet. Cinq ou six mois après sa sortie de l'hôpital, de nouveaux troubles se sont manifestés ; il éprouvait de la céphalalgie, de la lourdeur, des vertiges, et comme, dans ces circonstances, il n'a pas jugé nécessaire de suspendre son travail, les symptômes se sont lentement aggravés.

D'après les expressions du malade, il se faisait un travail dans sa tête ; il éprouvait dans le jour une sensation qu'il compare à des secousses électriques derrière les oreilles, et quelquefois il lui semblait qu'un corps froid lui traversait le crâne. Le sommeil était troublé par des rêves effrayants à la suite desquels le malade se réveillait baigné de sueur. Bientôt des signes de paralysie commençante se sont manifestés dans les membres inférieurs ; de la raideur, des contractures douloureuses, une faiblesse qui l'obligeait à quitter son travail à plusieurs reprises pour aller sasseoir, concouraient à rendre sa démarche incertaine ; il ne pouvait s'appuyer sur le talon en marchant sans éprouver une secousse douloureuse qui retentissait dans la tête ; enfin la gène de la respiration allait toujours croissant.

Depuis trois mois, les symptômes ont acquis plus d'intensité que jamais, les maux de tête ont redoublé ; une névralgie sus-orbitaire très douloureuse s'est développée au point de l'empêcher de mettre sa casquette ; il éprouvait en même temps un sentiment incommode de plénitude à la tête, comme si le crâne allait éclater ; enfin la parole était notablement embarrassée. Il ne faut pas oublier cependant qu'ayant été bègue dans son enfance, il lui a toujours été difficile d'articuler nettement les sons.

En même temps, le caractère du malade s'altérait en raison directe de l'intensité des symptômes physiques ; il devenait dur, acariâtre, méchant, insupportable à sa femme, qu'il accablait de mauvais traitements ; enfin, à la suite d'une scène de violence qui l'avait singulièrement effrayée, sa femme fit appeler un médecin qui, jugeant le malade dangereux, le fit mettre à la disposition de la Préfecture, d'où il fut transféré à Bicêtre.

16 février. *État actuel.* — Interrogé sur sa profession, ses habitudes, sa maladie, le malade répond avec assez de clarté ; on reconnaît cependant un

embarras de la parole qui simule, au premier abord, une paralysie commençante.

Il y a d'ailleurs, à certains égards, incohérence dans les idées, sans délire bien caractérisé ; mais l'inspection de la bouche fait cesser toute incertitude : le liséré des gencives, plus prononcé à la mâchoire inférieure, la teinte blafarde de la peau, enfin les renseignements fournis par le malade, ne laissent subsister aucun doute à cet égard. Après avoir été purgé, le malade est mis au régime des bains sulfureux et de limonade sulfurique ; on accorde 5 portions alimentaires.

25 mars. Après avoir pris vingt et un bains sulfureux, le malade éprouve une rémission notable de tous les symptômes ; plus de gêne dans tous les mouvements, plus de sensation de plénitude dans la tête, plus de visions effrayantes pendant la nuit ; le sommeil est calme, la santé générale satisfaisante. Enfin au point de vue moral, le malade n'a donné lieu à aucune plainte depuis son admission.

Dans cet état, le malade ayant demandé sa sortie, elle lui est accordée le 27 mai.

Il conserve encore un certain degré de névralgie sus-orbitaire ; le liséré des gencives et la teinte terreuse de la peau, bien que sensiblement amoindris, n'ont pas entièrement disparu.

OBSERVATION VIII (RÉSUMÉE)

Thèse FALRET, 1853.

Paralysie générale d'origine saturnine. — Invasion de la maladie il y a neuf ans. — Pas de troubles de l'intelligence.

C..., âgé de cinquante ans, ouvrier dans une fonderie de caractères stéréotypes, est entré à l'hôpital Necker, le 20 septembre 1851, au n° 29 de la salle Saint-Ferdinand (service de M. Bricheteau).

Antécédents héréditaires. — Père mort d'une attaque de paralysie à l'âge de cinquante ans.

Antécédents personnels. — Nuls. Il a été soldat dans la garde royale, est sorti du service en 1830, s'est marié et a commencé à travailler dans une fonderie de caractères où il est resté pendant plus de quinze ans.

Il était toujours en face du four, par conséquent immédiatement en rapport avec le plomb en fusion et il porte sur tout le corps des cicatrices de brûlures produites par le plomb fondu. Il ne paraît s'être livré à aucune espèce d'excès, pas même de boissons. Il n'a jamais éprouvé de convulsions ni de perte de connaissance, celui qui le précéda dans la rude occupation dont il était chargé et pour laquelle on trouvait difficilement un ouvrier, a été, dit-on, obligé de la quitter au bout de dix ans et jeune encore, pour des infirmités dont celui-ci est atteint.

Ce malade a commencé à ressentir les effets fâcheux de sa profession quatre ans environ après avoir commencé à l'exercer.

Il a d'abord éprouvé beaucoup de coliques qui se renouvelaient fréquemment avec toute la violence des tranchées et qui se sont reproduites à différentes époques et ont même été souvent accompagnées de vomissements qui sont surtout devenus très fréquents dans les dernières années. Sa maladie aurait débuté par un étourdissement qu'il a éprouvé en étant devant le fourneau, et à la suite duquel il serait tombé sans connaissance et se serait même brûlé.

Néanmoins ce n'est que petit à petit que l'on a commencé à s'apercevoir qu'il vacillait en marchant comme un homme ivre, et cela il y a environ neuf ans. Ce tremblement dans la marche n'était pas très prononcé, néanmoins tout le monde s'en apercevait. A cette époque il éprouvait de temps en temps des étourdissements assez intenses qui lui semblaient partir de l'estomac. Lorsqu'il se sentait étourdi, il était obligé de s'appuyer sur les objets environnants, tombait même quelquefois, mais sans perdre jamais connaissance ; car il parlait aussitôt qu'il était à terre, cherchait à se relever lui-même où bien appelait quelqu'un pour lui aider. Il y a quatre ou cinq ans environ que sa langue a commencé à s'embarrasser ; c'était comme une sorte de bégaiement qui est survenu peu à peu et a augmenté graduellement. Ce n'est que depuis trois ou quatre ans que ses bras ont commencé à trembler et qu'il laissait de temps en temps tomber les objets. Les jambes, au contraire, étaient depuis longtemps affaiblies. Il marchait difficilement, et il lui semblait même qu'il marchait sur des épines ; on était obligé de l'accompagner, de crainte qu'il ne se laissât tomber et malgré cette précaution, il tombait encore quelquefois. Malgré l'augmentation progressive de ces phénomènes paralytiques, il a néanmoins continué à travailler pendant très longtemps encore après le premier début de sa maladie, puisqu'il n'a cessé son travail qu'il y a trois ans environ. Depuis plusieurs années sa vue s'est affaiblie, et, parait-il, également des deux côtés. Il se plaignait souvent de voir les objets doubles, et, par exemple, de voir deux fois la même ligne quand il voulait lire ; pour éviter cet inconvénient il cherchait à fermer l'un de ses yeux avec la main. Depuis longtemps déjà ses pupilles étaient inégales. C'est il y a environ trois ans que son état a empiré, surtout la paralysie des jambes et qu'il a été obligé de cesser son travail. Depuis deux ans la paralysie de la langue est devenue plus saillante, au point que les étrangers ne pouvaient presque plus le comprendre, et que ses parents seuls, habitués à sa manière de parler, savaient ce qu'il voulait dire. Vers cette époque il fut soigné par un médecin qui attribua sa maladie au plomb, lui fit prendre de nombreux purgatifs, et s'informa à plusieurs reprises s'il n'avait pas eu des attaques d'épilepsie. Depuis environ un an, son état s'est encore beaucoup aggravé. Il laissait tomber presque tous les objets qu'il tenait dans ses mains, ne pouvait presque plus marcher et se laissait souvent tomber par suite du plus simple obstacle qu'il rencontrait sur son passage, aussi restait-il généralement assis dans la maison. Il se tourmentait beaucoup de son état dont il a toujours eu parfaitement conscience.

Son intelligence n'a jamais été réellement troublée; il ne s'est livré à aucun acte extraordinaire et a toujours su parfaitement ce qu'il faisait. On ne peut donc pas dire qu'il ait présenté de véritable délire; je dois ajouter seulement qu'à force de multiplier des questions dans ce sens, je suis parvenu à savoir des parents que, de temps en temps, il présentait une sorte d'obscurcissement léger dans les idées, tandis que dans d'autres moments son intelligence était beaucoup plus nette, et que sa mémoire, quoique exacte et précise sur la plupart des faits, paraissait, depuis trois ans, légèrement affaiblie. Dans certains moments, en effet, il semblait avoir oublié certaines affaires de famille qu'il se rappelait néanmoins plus tard, dans un autre moment. Enfin, malgré son caractère, habituellement doux, il devenait de temps en temps irritable et violent, il voulait même battre ses enfants, qu'ordinairement, au contraire, il traitait avec bonté; mais ce sont là, comme on voit, des nuances difficiles à saisir, que l'on doit signaler pour ne rien omettre, mais qui ne peuvent passer pour une véritable altération de l'intelligence. De temps en temps, depuis trois à quatre ans environ, il a présenté de la difficulté à uriner; cependant ce n'est que dans les derniers temps qu'il est resté plusieurs jours sans uriner et qu'on a été obligé de le sonder. Depuis le commencement de sa maladie, jamais son sommeil n'a été tranquille; il s'éveillait souvent en sursaut, poussait quelques cris, ou bien se levait et se promenait pendant la nuit; enfin il restait quelquefois plusieurs heures de suite sans remuer dans son lit, mais sans dormir.

En dehors des phénomènes paralytiques, il n'a présenté aucun autre symptôme maladif, si ce n'est de temps en temps des étourdissements, pendant lesquels il restait immobile, sans pouvoir parler, mais qui étaient sans perte de connaissance, puisqu'il en avait conscience et en conservait très bien le souvenir, après qu'ils étaient dissipés.

Il y a trois mois environ, il est tombé dans l'escalier et s'est blessé à la tête; mais il était sans convulsion, sans écume à la bouche; en se relevant, il savait très bien qu'il était tombé, et disait qu'il avait été simplement un peu étourdi.

État actuel. — Pendant les trois mois de son séjour à l'hôpital, ce malade est resté à peu près dans la même situation que nous allons indiquer par ordre de symptômes.

Il était sujet à des étourdissements assez fréquents, mais qui ne déterminaient jamais de chute. Avant ces étourdissements il éprouvait une sensation qui lui paraissait partir du creux de l'estomac et remonter subitement vers la tête ; il se sentait alors obligé de fermer les yeux, d'y porter la main, de s'arrêter et de s'appuyer sur un objet voisin ; mais jamais il ne perdait connaissance, et jamais non plus il ne tombait. Une fois seulement il ut obligé de se mettre au lit, par suite de l'intensité et de la fréquente répétition de ces étourdissements.

De temps en temps il éprouve de la pesanteur de tête ; sa vue paraît affaiblie ; il dit surtout y voir très peu de l'œil droit, et lorsqu'il veut bien y voir, être obligé de fermer cet œil avec la main, afin de ne regarder qu'avec le gauche. La pupille droite est, en effet, immobile et très dilatée, depuis son entrée ; dilatation qui ne s'est pas modifiée une seule fois pendant tout son séjour ; la gauche, au contraire, toujours moins dilatée que la droite, l'est inégalement, selon les moments. Le malade dit d'ailleurs voir souvent les objets doubles ; mais cette diplopie paraît intermittente, et ne paraît pas due à un strabisme, car les deux yeux se meuvent dans tous les sens. Il y a donc chez ce malade affaiblissement de la vue du côté droit, dilatation plus grande de la pupille de ce côté, et de temps en temps diplopie. L'ouïe paraît un peu dure.

La physionomie est assez vive, sans expression d'hébétude. De temps en temps, on constate quelques mouvements spasmodiques dans les muscles des lèvres ; la parole est très notablement embarrassée ; on a quelquefois de la peine à le comprendre ; il parle toujours lentement, en bégayant sur chaque mot et en avalant souvent des syllabes. Il présente un affaiblissement général, avec tremblement dans toutes les portions du système musculaire, principalement dans les bras et les jambes. Les bras ne sont pas fortement paralysés, puisque le malade les soulève et les remue assez bien ; mais ils manquent de précision dans les mouvements et laissent facilement tomber les objets ; ils tremblent toujours, mais plus ou moins, selon les moments. Le malade serre d'ailleurs assez bien avec les deux mains.

Il peut encore marcher et même descendre les escaliers ; mais c'est avec beaucoup de peine, en s'appuyant sur les murs ou sur une canne, et en tremblant et en oscillant à chaque pas ; il ne se sent nullement solide sur ses jambes, et ne peut consentir à abandonner un point d'appui de crainte de tomber. Cependant, à l'aide des précautions qu'il prend, il n'est pas tombé, pendant tout son séjour à l'hôpital ; mais sa marche est vacillante, la jambe gauche est peut-être un peu plus faible que la droite ; les jambes sont très amaigries, mais non véritablement atrophiées. La sensibilité paraît amoindrie, surtout du côté gauche du corps, quand on le pince ; la jambe gauche est plus engourdie que la droite, le bras gauche est moins sensible que le reste du corps. Le malade indique lui-même une région du côté gauche, au niveau de la hanche et du grand trochanter, où la sensibilité est en effet très obtuse. Il éprouve, surtout la nuit, des crampes et des secousses ou contractions involontaires, dans les bras et les jambes. L'irritabilité électrique est normale.

L'intelligence est saine et ne paraît même pas présenter de traces appréciables de délire ; peut-être cependant est-elle moins lucide et moins nette dans certains moments que dans d'autres. Il apprécie bien sa position et son avenir ; sa mémoire paraît assez bonne, quoique sa femme prétende qu'elle est un peu affaiblie. Il n'y a d'ailleurs rien d'important à noter dans l'état des autres fonctions, si ce n'est que le malade est maigre, et présente une coloration jaunâtre, presque cachectique, de la peau, tout en étant dans un état de santé assez satisfaisant. Son appétit est excellent, et souvent même il a faim pendant la nuit. Habituellement constipé, il a été atteint deux ou trois fois de diarrhée. Quelquefois il éprouve de la difficulté à uriner, ne peut y parvenir qu'avec peine, et éprouve des douleurs pendant la miction ; quelquefois enfin il semble avoir un peu d'incontinence d'urine.

Un dernier fait important à noter, c'est un état d'insomnie habituelle, depuis longtemps il ne dort presque jamais. Pendant les trois mois de son séjour à l'hôpital, l'état de ce malade ne s'est guère modifié, quoiqu'il prétendît être amélioré à l'époque de sa sortie, qui eut lieu le 21 décembre 1851. Le malade n'a pas été revu.

OBSERVATION IX

DELASIAUVE. *Journal de médecine mentale*, 1861.

Pseudo-paralysie générale saturnine.

Le malade présente tous les signes de la paralysie progressive : marche chancelante, frémissement facial, embarras de la prononciation, mémoire incertaine, peu d'incohérence, pas d'idées ambitieuses. A sa profession de cérusier, aux coliques qu'il avait ressenties, à la cachexie spécifique, et au liséré ardoisé des gencives, on ne pouvait méconnaître la nature du mal.

OBSERVATION X

DELASIAUVE. *Journal de médecine mentale*, 1861.

Pseudo-paralysie générale saturnine.

Ce second malade, dit M. Delasiauve, était au physique et au moral, un type parfait de la paralysie générale avec aliénation. Les mouvements étaient profondément altérés, les idées confuses et incohérentes : dignités titres, millions, châteaux, rien ne manquait à l'infortuné. A la vérité, la coloration gingivale était absente, mais la teinte bistre de la peau, jointe aux commémoratifs (métier de peintre et accidents saturnins antérieurs), montre assez l'origine de la maladie.

OBSERVATION XI

Dr BOTTGER. *Allg. Zeitsch. f. Psychiatrie*, 1869. Rapportée dans la thèse de SESSELMANN, Nancy, 1870.

Démence paralytique dans un cas d'intoxication saturnine. Mort.

Hermann S..., quarante et un ans, peintre d'appartements, ne présente pas d'antécédents héréditaires.

Après avoir exercé son métier dans son pays d'abord, il alla à Berlin et à Magdebourg, où il se perfectionna dans la peinture des tableaux et des portraits. A la mort de son maître, il s'établit et s'occupa en outre de peinture décorative.

Il se maria pendant ce temps et devint père de deux enfants.

En 1864, il eut quelques légers troubles digestifs qui cédèrent facilement à un traitement approprié. En 1865, il fut chargé de repeindre le gazomètre d'Egeln. La couleur dont il se servait était formée de minium, et comme ce travail était considérable, S... y passa des journées entières sous une température élevée et dans une atmosphère viciée. Peu de temps après, il eut de nouveau des troubles digestifs, de la constipation de la constriction et des douleurs dans le ventre ; au bout de 4 semaines, son entourage s'aperçut de modifications dans son caractère. Cet homme, naguère d'un commerce agréable, devint silencieux, et il se retira de plus en plus de la société, et son chagrin et son irritabilité furent tels que les accidents les plus insignifiants de la vie le surexcitaient fortement. Il fit entendre à sa famille qu'il ne pouvait plus sortir avec elle, il devait, disait-il, se laisser mourir de faim ; il se plaignait d'une vive angoisse précordiale et médita dès lors des idées de suicide. Il se nourrissait irrégulièrement et fort peu.

En même temps il présenta une grande tendance à la somnolence et une indifférence marquée. Comme il refusait énergiquement toute espèce de traitement, on se décida à le faire entrer à l'asile de Carlsfeld, où il arriva le 13 juillet 1865.

État actuel. — Homme d'une taille moyenne, embonpoint modéré, crâne bien conformé, coloration du visage, jaunâtre, teint cachectique, joues et paupières un peu rouges, organes des sens intacts ; liséré saturnin, haleine nauséeuse.

La langue est recouverte d'un léger enduit blanchâtre. L'examen de l'abdomen et des viscères ne présente rien de bien particulier.

Dans toutes ses manières, on constate une grande somnolence et une apathie notable ; ses facultés psychiques sont amoindries, la mémoire paraît affaiblie.

Le malade repose presque continuellement sur un fauteuil, et c'est avec peine qu'on réussit à l'occuper quelque peu. Il se plaint souvent de céphalalgie et n'a que des garde-robes dures et provoquées par des laxatifs et des lavements.

Au bout de deux mois, le malade présenta un peu plus d'activité intellectuelle, il devint plus agréable, travailla et se plaignit moins souvent. Il se livra librement à des travaux corporels, fit de nouveau de la musique et du dessin, et demanda après sa famille.

Le 4 décembre 1865, son état semblait assez satisfaisant pour qu'on essayât de le rendre à la liberté.

Mais cette amélioration fut de courte durée. Le malade retomba dans son ancien état ; il entra alors dans une période d'excitation qui nécessita son admission à l'établissement provincial de Halle. Sa situation s'aggrava de jour en jour, il ne tarda pas à présenter tous les signes de la démence paralytique.

Il mourut au mois d'octobre 1868.

L'analyse chimique faite à Halle par le D\u02b3 Kohler a démontré d'une façon certaine la présence du plomb dans le cerveau.

OBSERVATION XII

DOWSE. *Brit. Medi Journ*, 1875. Rapportée dans la thèse de SESSELMANN, Nancy, 1879.

Intoxication saturnine. — Paralysie générale. — Autopsie.

Le malade qui fait le sujet de cette observation est un peintre qui a présenté le tableau clinique d'une paralysie générale, accompagnée de paralysie des fléchisseurs.

A l'autopsie, on a trouvé une hémorrhagie sous-arachnoïdienne occupant les lobes pariétal et occipital gauches, de plus une dégénérescence de la substance grise et une sclérose de quelques portions du cerveau. Les *reins* présentaient un commencement de dégénérescence. Le cerveau et la moelle contenaient beaucoup de plomb (1/250 de gr. par drachme).

OBSERVATION XIII

M. DOUTREBENTE. *Annales médico-psychologiques*, 1879.

Paralysie générale d'origine saturnine. — Rémission incomplète.
— Guérison.

A..., Félix, âgé de 33 ans, marié, peintre en bâtiments, domicilié à B...,
département de Seine-et-Marne, entre à Ville-Evrard, le 28 mai 1878.

14 avril 1878. Déjà à cette époque A..., avait des pleurs faciles, s'atten-
drissait à tout propos, lorsque, subitement et sans prodromes, il perd connaissance, pâlit, s'affaisse et revient à lui après quelques convulsions ; cette crise
immédiatement suivie de vomissements se termina par une explosion de
larmes.

18 avril. Seconde attaque semblable à celle du 14 avril ; insomnie per-
sistante.

1er mai. A..., préoccupé par des besoins d'argent, se tourmente d'une
façon exagérée ; son caractère s'aigrit, il ne supporte plus la contradiction,
gourmande ses ouvriers, travaille mal. Constamment dominé par des impul-
sions nouvelles, il se met à boire et poursuit sa femme le jour et la nuit. Le
sommeil fait absolument défaut, ou bien est troublé par des rêves et des
cauchemars affreux. La mémoire de ces faits récents disparaît rapidement.

15 mai. A... se livre à des dépenses exagérées, entreprend des voyages à
Paris sans but, fait des courses en voiture et a des altercations avec les
cochers, et perd ou se fait voler sa montre, son argent, ses instruments de
travail, achète des chapeaux par douzaines et accumule chez lui des provi-
sions considérables de colle, papier, peinture, etc.

Quand on lui fait des observations, il répond que le gouvernement l'a
chargé d'exécuter des travaux immenses, aux Tuileries notamment, où il a
pour 4 millons de travaux à exécuter.

Le 20. Appelé en consultation par le médecin de la famille, nous appre-
nons de lui qu'à plusieurs reprises notre malade a présenté des accidents
saturnins sous la forme arthritique.

Traitement : Pilules d'aloès, iodure de potassium.

Le père de A... serait mort à la suite d'une maladie cérébrale. Il a un
frère et une sœur qui paraissent bien doués au physique et au moral ; lui-
même, sans être un faible d'esprit, possède une intelligence bornée ; bon
garçon, sans malice, mais incapable de se rendre compte des profits et pertes d'une entreprise. A... ne présente aucun symptôme de syphilis consti-
tutionnelle.

29 mai 1878. Certificat de vingt-quatre heures : « Démence paralytique,

n'a plus conscience de ses actes ; idées de richesses très prononcées ; il veut donner 50,000 francs aux pauvres ; il doit entreprendre pour 4 millions de travaux ».

5 juin. Délire ambitieux, amnésie, inconscience, il reçoit sa femme sans émotion, il croit ne l'avoir jamais quittée et doit, d'ailleurs, partir avec elle. Il ne se rend aucun compte de son état et du lieu où il reçoit des soins.

Il gâte le jour et la nuit, et se fâche quand on lui en fait l'observation.

Le 12. Certificat de quinzaine : « Démence paralytique, n'a conscience ni de son état, ni du lieu où il se trouve ; il est gai, chante et rit, disant qu'il va sortir pour exécuter de grands travaux ».

1er juillet. Depuis plusieurs jours, A..., moins agité, ne parle plus de ses travaux et sourit quand on lui demande s'il en a commencé l'exécution ; il s'étonne parfois de se voir enfermé et demande à retourner chez lui. Il ne gâte plus.

Le 15. Amélioration certaine. Jamais A... n'a présenté de troubles manifestes de la parole, les pupilles sont également dilatés avec 0m,002 de diamètre.

Le 29. A... sort en état de rémission ; l'intelligence est encore un peu obscurcie.

Depuis, nous avons suivi le malade avec beaucoup d'intérêt. Rempli d'attention pour ceux qui lui ont donné des soins, il revient fréquemment nous voir. Aujourd'hui, sept mois après la sortie de l'asile, A... ne présente plus aucun signe de paralysie générale ; ses parents les plus proches affirment que l'intelligence est absolument intacte, il leur semble parfois qu'il est plus intelligent qu'autrefois. Il travaille bien et régulièrement, ne fait excès d'aucune sorte, vit en famille et présente, en un mot, tous les caractères d'une guérison parfaite.

Quoique dans cette observation, le mot démence paralytique se trouve dans les certificats du médecin en chef, il faut le prendre comme synonyme de folie paralytique, car jamais A... n'a présenté les signes de la démence confirmée ; l'intelligence a été troublée, la mémoire des faits récents a été suspendue pendant un certain temps ; mais de là à la déchéance intellectuelle définitive, à la démence, il y a plus d'un degré à franchir.

OBSERVATION XIV

RÉGIS. *Annales médico-psychologiques*, 1880.

Pseudo-paralysie générale saturnine à la dernière période. —
Guérison.

D... (Pierre), 42 ans, ouvrier cérusier, venant de l'hôpital Saint-Sauveur, de Lille, entre à l'asile d'Armentières le 14 juin 1888. Sa séquestration a été motivée par ce fait que pendant son séjour à l'hôpital il a été pris brusquement d'un accès de délire accompagné de troubles des sens. Il voyait constamment devant lui un régiment de soldats qui cherchaient à le prendre et à lui faire du mal; pour se soustraire à leurs atteintes, il cherchait sans cesse à se jeter hors de son lit. Malgré l'analogie de ces troubles avec les symptômes ordinaires de l'accès alcoolique, il est impossible d'invoquer ici l'influence de ce poison; sa femme affirme qu'il était « sobre et courageux ». A son arrivée à l'asile, le malade est dans un état tel qu'il a été immédiatement transporté à l'infirmerie; il ne peut se tenir debout, force est de le placer sur un fauteuil sur lequel on le maintient pour prévenir une chute. Il se penche fortement à droite, et ce côté, plus faible que l'autre, paraît atteint d'hémiplégie. Il est gâteux. On ne peut comprendre un mot de ce qu'il dit; sa parole est tellement embarrassée qu'elle ne forme plus qu'une espèce de bredouillement inintelligible. Agitation, déchire ses effets.

15 juin. Certificat de vingt-quatre heures : « Est atteint de paralysie générale. Il est entré dans un très mauvais état physique et ne peut plus marcher. A maintenir ».

Le 16. Parole à peu près impossible. Liséré de Burton très développé. Toujours gâteux. Tremblement dans tous les membres, le bras droit est inerte. Soulevé, D... s'affaisse aussitôt. Il sent très bien les piqûres; la sensibilité est même exagérée au niveau des deux épaules et le malade paraît souffrir quand on appuie sur ces points (arthropathie). L'obtusion intellectuelle est très grande. Incohérence. Les pupilles sont égales.

Le 20. Très mauvais état. Affaibli. On ne peut encore absolument rien comprendre de ce qu'il dit.

Le 23. La paralysie diminue progressivement en commençant par les membres inférieurs; en même temps, la parole quoique toujours embarrassée, commence à devenir plus distincte. Pas de délire spécial; l'intelligence est encore obscurcie; à la turbulence a succédé la torpeur.

Le 26. Se remet, marche avec peine, mais essaye de se donner du mouvement; la parole devient plus nette, ainsi que l'intelligence. Le malade ne gâte plus. Le liséré plombique est encore aussi marqué que le premier jour.

Le 28. Très amélioré physiquement et intellectuellement.

1er juillet. Retrace d'une façon satisfaisante tous les événements de sa vie; il n'a pas conservé le souvenir de son passage à l'hôpital Saint-Sauveur. Il dit qu'à un certain moment, qu'il ne peut déterminer, il avait l'idée qu'on le tiraillait, qu'on lui faisait du mal de tous côtés. Encore un peu d'incapacité mentale. Le liséré existe toujours. Se sert de ses deux bras, mais éprouve quelques douleurs dans le gauche. La marche est assurée; les mains et la langue sont agitées de tremblements; les pupilles sont égales; secousses en écrivant; écriture finement tremblée.

Certificat de quinzaine. « Est atteint d'accidents paralytiques et cérébraux dus à l'intoxication saturnine. Il s'est produit, dans son état mental et physique, une amélioration très grande depuis son admission à l'asile. Il n'a aucun délire spécial, se rend compte de sa situation, et il n'existe réellement encore chez lui qu'un certain degré d'affaissement intellectuel. Quant aux troubles somatiques, si marqués au début que ce malade ne pouvait ni marcher, ni se tenir debout, ils ne consistent plus qu'en un peu d'embarras de la parole et un léger tremblement des membres supérieurs. A maintenir ».

Le 5 juillet. L'amélioration s'effectue rapidement. Le malade commence à s'occuper.

Le 10. État de plus en plus satisfaisant.

Le 20. L'écriture est plus sûre ; la parole très nette, mais encore un peu tremblée ; les mouvements sont revenus de toutes parts corrects.

1er août. S'occupe à l'infirmerie de l'asile.

Le 9. Sort de l'asile entièrement guéri, ne conservant d'autres symptômes de sa maladie que le liséré gingival et une légère teinte subictérique.

OBSERVATION XV

RÉGIS, *Annales médico-physiologiques*, 1880.

Pseudo-paralysie générale saturnine à la troisième période. — État des plus graves. — Guérison au bout de trois mois.

P..., 51 ans, ouvrier cérusier, entre à l'asile Ste-Anne, le 18 janvier 1877, venant de l'Hôtel-Dieu où il était en traitement pour des accidents saturnins. Nous avons appris que le malade était entré dix fois dans divers hôpitaux pour des accidents de même ordre. Les premières fois, tout s'était borné à des phénomènes entéralgiques et arthralgiques ; à dater du sixième accès, la tête s'était prise et il était survenu du délire, chaque fois un peu violent. Les renseignements que nous tenons, tant de sa famille que de lui-même, nous permettent d'affirmer que P... n'a jamais fait d'excès de boisson.

Certificat immédiat. « Affaiblissement des facultés intellectuelles et de la mémoire ; propos incohérents ; turbulence, frayeurs ; on veut le tuer ; l'enterrer vivant, le brûler. Faiblesse musculaire, embarras de la parole, accidents alcooliques et saturnins. »

A son arrivée à Ville-Evrard, le malade est porté à l'infirmerie. Il est paralysé, gâteux, hébété, sa parole est inintelligible et il ne peut faire aucun mouvement.

Observation médicale. Démence avec paralysie générale. Affaiblissement intellectuel ; perte de la mémoire, nulle conscience de ses actes ; il ne répond

que oui et non sans discernement. Faiblesse musculaire générale, tremblement des membres et de la langue, etc. Au mois de mai, c'est-à-dire trois mois
après son arrivée à Ville-Evrard, le malade est debout ; il peut marcher, ne
gâte plus, et son intelligence, quoique encore très obtuse, paraît se réveiller
peu à peu. A ce moment P... a eu des vertiges épileptiques. Il sentait quelque chose qui lui montait des membres à la tête ; un nuage passait sur ses
yeux et il perdait connaissance pendant une ou deux minutes. Il sentait,
dit-il, venir la crise, et pouvait prévenir les camarades ou s'asseoir. Ces accidents, qui ne durèrent que quinze jours, n'ont pas reparu depuis.

A dater de cette époque, l'amélioration s'est accentuée progressivement ;
la force musculaire est revenue, le tremblement a diminué ; la parole s'est
affermie, en même temps que les facultés intellectuelles reprenaient leur
libre exercice. La parole restait toujours embarrassée.

Au mois d'août, le malade est assez bien pour s'occuper, d'abord à l'infirmerie comme aide, puis chez un employé de la maison dont il n'a cessé un
seul jour de faire le service depuis cette époque. Les quelques symptômes
qui persistaient encore ont fini par disparaître, et aujourd'hui le malade ne
conserve plus le moindre signe de trouble physique ou intellectuel. Le liséré
gingival, qui nous a paru dans tous les cas être le signe le plus tenace n'est
même plus perceptible chez lui à l'heure actuel.

OBSERVATION XVI

Thèse de MEYER.

*Pseudo-paralysie générale saturnine. — État très grave. — Amélio-
ration très notable ; guérison presque complète.*

Barberot (François), 47 ans, célibataire, peintre et né à Paris, sort du bureau central le 29 avril 1875 pour entrer à l'hospice Saint-Anne, le même
jour. M. Duguet, alors médecin du bureau central, avait délivré, au sujet de
ce malade, le certificat suivant :

« Je soussigné, médecin du bureau central, certifie que le sieur Barberot
est atteint de délire alcoolique saturnin, accident qui lui fait troubler le re-
pos des autres malades, le rend dangereux pour eux et nécessite sa transfé-
ration ailleurs. (Duguet.)

Entré dans le service de M. le Dr Dagonet, le 3 avril 1875, le malade est
dans un tel état qu'il a été immédiatement transporté à l'infirmerie ; il est
incapable de se diriger.

La mémoire et les facultés intellectuelles sont complétement éteintes. Aux
questions qu'on lui pose sur ses antécédents, les parents, les amis, il ne peut

nous répondre, sa parole ressemble à une espèce de bredouillement inintelligible.

Dans la première quinzaine de séjour à l'asile, il présente des accès de délire et des hallucinations. Cet homme, d'après les renseignements pris, a des habitudes alcooliques déjà anciennes, aussi son délire ressemble au delirium tremens ; il voit devant lui des gens qui le poursuivent, le provoquent, ne lui laissent aucun moment de tranquillité ; il voudrait se lever, sortir de son lit, pour échapper à leurs persécutions ; on est obligé de l'attacher, il présente des accidents saturnins, a le liséré de Burton très accentué ; il est gâteux, tremblement dans tous les membres ; aux mains et sur la langue tremblement tout spécial ; il sent très bien les piqûres quoique dans le bras droit, à la région des extenseurs, il y ait une certaine inertie.

Le 14 mai. Le malade présente un grand affaiblissement ; il est affaissé, et ne peut marcher, quand on le fait quitter le lit pendant quelques instants. L'obtusion intellectuelle est arrivée à sa dernière période ; il est dans la torpeur la plus complète.

Les pupilles sont très inégales ; il a des troubles profonds de la vue : quand il veut prendre un objet placé devant lui et à sa portée, il va le chercher bien à côté. L'organe de l'ouïe est lui-même atteint, il n'entend pas le battement d'une montre que l'on met à son oreille. Ses nuits sont bien mauvaises, pas de sommeil, il est souvent alors pris d'accès d'excitation maniaque, il a de la manie alcoolique. Ce triste état dure environ jusqu'au 10 juin ; à partir de ce moment il s'améliore ; le sommeil revient un peu, il goûte de quelques repas pendant la nuit. Dans les premiers jours de juillet, il marche déjà un peu, et peut rester assis sur un fauteuil sans qu'on le soutienne ; son langage commence à s'articuler d'une façon plus nette, il regarde autour de lui et semble comprendre ce qu'il veut faire. Enfin à la fin de juillet tous les symptômes graves ont à peu près disparu, le malade marche d'une façon non irréprochable, mais enfin il se soutient, en faisant quelques faux mouvements, il mange et dort, et le 17 août 1875, il est assez rétabli pour quitter l'hospice Sainte-Anne après avoir été pendant bien des semaines dans un état qui semblait être le prélude de son agonie.

OBSERVATION XVII

Thèse de MEYER.

Pseudo-paralysie générale saturnine. — Guérison.

Tessier (Léon-Adrien), 46 ans, ouvrier plombier, marié, né à Vincennes (Seine), est présenté à la préfecture de police où, après l'avoir examiné, M. Legrand du Saulle, délivre sur son compte, le certificat suivant : « Délire

alcoolique ; exaltation intellectuelle, illusion des sens, conceptions déliran-
tes, orgueilleuses, rêves de fortune, embarras légers de la parole, actes
extravagants, insomnie, menaces de paralysie générale. Ce malade est dans
un état ment. (L. du Saulle.) »

Il est transféré à Sainte-Anne le 11 mars 1875 et entre dans le service de
M. le Dr Bouchereau, qui inscrit le 12 mars le diagnostic suivant sur la
pancarte du nouveau malade : « Paralysie générale, affaiblissement des
facultés intellectuelles et de la mémoire, délire ambitieux ; il va construire
des châteaux, des églises, rendre tous ses parents heureux, gagner une
grande fortune ; hésitation de la parole, excès alcooliques ».

Certificat de quinzaine, 26 mars 1875 :

Manie ambitieuse caractérisée par des idées de grandeur et de richesses,
de l'insomnie et une excitation maniaque, qui rend le malade incommode
pour la tranquillité des personnes qui l'entourent. Dans le milieu d'avril,
Tessier commence à s'affaisser ; sa parole commence à devenir plus difficile
et moins intelligible. A la fin du mois, il est gâteux et n'a aucune souve-
nance des événements de sa vie ; il a de l'artropathie ; l'épaule et le coude
gauche sont sensibles. Au mois de mai, son affaissement intellectuel est
complet ; la parole lui est enlevée ; il est sans force. Arrivé à cette période
de la maladie, il parait à chaque instant devoir succomber. En juin il commence un peu à revenir à la santé ; il semble sortir de son état léthargique ;
ses forces reviennent ; il a toujours très accentués le liséré plombique et un
fort tatouage de sulfure de plomb sur la lèvre supérieure. Ses grands accès
de manie ont disparu ; la parole revient petit à petit. Son état intellectuel et
matériel s'améliore tous les jours, et enfin le 5 octobre 1875 il se trouve
assez rétabli pour être rendu à sa famille.

OBSERVATION XVIII
Thèse de MEYER.

Pseudo-paralysie générale saturnine. — Guérison.

Didier (François), ouvrier cérusier de Clichy, 46 ans, après avoir été frappé
cinq fois d'intoxication saturnine, entre dans le service de MM. Magnan et
Bouchereau, pour accidents d'encéphalopathie saturnine ; il en sort guéri
en septembre 1879.

Il retourne travailler à Clichy ; au bout d'une dizaine de jours, il quitte
Paris sans prévenir sa famille et ses amis, il erre de village en village, de
ville en ville sans aucun but, arrive ainsi à Lille où par son langage inco-
hérent et ses manières excentriques il se fait arrêter ; il est transféré à l'asile
d'Armentières, le 30 octobre 1879.

22 décembre. Il présente des accidents cérébraux et médullaires, dus à l'intoxication saturnine. Car il nous faut dire que ce malade a été paralytique ; aujourd'hui il a conservé de cet ancien symptôme une grande faiblesse des deux membres inférieurs ; il ne peut marcher que difficilement.

Il avait été dans une de ses anciennes attaques privé du langage ; il a maintenant recouvré la parole, mais elle est hésitante et légèrement tremblotante. En ce moment, il n'a pas de troubles visuels ; les hallucinations sous forme de têtes de couleur bleue ont disparu, et la raison paraît progressivement revenir.

30 janvier 1880. Il a encore l'intelligence assez obtuse et répond d'une façon assez incohérente à ce qu'on lui demande.

Les membres inférieurs sont toujours faibles ; cependant il peut marcher. Pendant qu'il parle, on observe de la trémulation dans les muscles de la face.

6 mars. Il y a une sensible amélioration dans la marche ; la parole est beaucoup plus distincte. On observe des mouvements fibrillaires des muscles de la face.

15 avril. L'état mental est satisfaisant ; néanmoins il a encore la marche lente et la parole un peu embarrassée.

18 mai. Il quitte l'asile d'Armentières ; son état mental est très sain ; il ne lui reste qu'un peu d'embarras de la parole et du tremblement fibrillaire de l'orbiculaire des lèvres.

OBSERVATION XIX

Thèse de MEYER.

Pseudo-paralysie générale saturnine. —Guérison.

Maegh (Henri), ouvrier cérusier, entre dans un hôpital de Lille pour coliques de plomb ; là il a des accès épileptiformes et consécutivement un délire violent lypémaniaque. Son état ne lui permet plus de rester à l'hôpital ; il est transféré à l'asile d'Armentières où il entre le 29 novembre 1879 et en sort guéri le 15 mars 1880.

OBSERVATION XX

CAMUSET. *Annales médico-psychologiques*, 1883.

Saturnisme chronique simulant la démence paralytique. — Mort par phtisie. — Autopsie.

Le nommé Dabeau (Frédéric), 48 ans, peintre en bâtiments, entre à l'asile de Vaucluse le 23 février 1883, accompagné des deux certificats suivants :

— 59 —

1° « Démence paralytique. — Affaiblissement marqué de l'intelligence, de la mémoire et de la volonté, de la sensibilité et du mouvement.

Embarras de la parole; nulle conscience de ses actes. — Signé : Legrand du Saulle, 14 février 1883. »

2° « Atteint d'affaiblissement des facultés mentales avec diminution considérable de la mémoire. — Incapacité de pourvoir à ses besoins. Pupilles inégales. Parole embarrassée. Faiblesse musculaire plus accusée à gauche. — Signé : Magnan, 15 février 1883. »

3° Certificat immédiat : « Paralysie saturnine. — Signé : Bigot, 24 février 1883 ».

Voici l'observation du malade dans nos salles : Dobeau est maigre, l'air misérable, le teint jaune, la physionomie sans expression.

Les pupilles sont inégales et réagissent mal à la lumière. La langue et les lèvres sont animées de petits mouvements fibrillaires.

Hors de la bouche, la langue est ataxique.

La parole est hésitante, lente, saccadée, exactement comme dans la paralysie générale.

Les mains tremblent beaucoup. La marche est mal assurée, mais la faiblesse musculaire n'est pas plus marquée à gauche qu'à droite. (Ce dernier symptôme, noté par M. Magnan, s'était donc dissipé en quelques jours, comme il arrive souvent dans la paralysie générale.) Le réflexe tendineux des genoux est conservé et ne paraît pas exagéré. Liséré bleuâtre très marqué sur le bord libre des gencives.

Signes manifestes de tuberculose pulmonaire. Les urines examinées dans les premiers jours de l'arrivée contiennent de l'albumine, mais en petite quantité.

Du côté des facultés mentales on ne note pas de délire, mais seulement une démence prononcée avec indifférence absolue.

Le malade ne s'inquiète de rien, ne se plaint pas et à la vérité ne pense guère. On arrive à lui faire dire qu'il a eu des coliques de plomb dans le temps.

D'après les renseignements, cet état si grave se serait établi progressivement sans accidents aigus : convulsions ou attaques. Le malade ne se serait jamais rendu compte de sa situation, l'indifférence eût été la caractéristique de sa décadence intellectuelle.

Le traitement consiste en toniques, iodure de potassium, bains sulfureux. Mais les lésions pulmonaires s'aggravèrent rapidement : dyspnée, fièvre, œdème des membres inférieurs, et la mort arriva le 19 mars, moins d'un mois après l'arrivée du malade.

Autopsie. — La dure-mère n'adhère pas aux os du crâne, on ne trouve pas de fausses membranes accolées à sa face interne. Les autres méninges sont épaisses et très vascularisées.

Les veines dilatées y sont gorgées de sang (méningite chronique). Aucune adhérence méningo-corticale ; quantité considérable de liquide céphalo-rachidien qui comprime le cerveau. Les ventricules latéraux sont aussi distendus par ce liquide. Le cerveau est très ferme, ischémié dans toutes ses parties. La substance grise participé à la dureté générale.

Les poumons renferment des tubercules en assez grand nombre, aux sommets, ils sont plus ou moins ramollis. Le cœur est très hypertrophié et un peu graisseux. Plaque athéromateuse sur une des valvules mitrales, d'où insuffisance de l'orifice. Foie légèrement graisseux. Rien aux reins ou à la rate (à l'examen macroscopique).

M. Regnier, pharmacien en chef de l'asile, a bien voulu analyser l'encéphale et il y a trouvé 30 milligr. de plomb. L'encéphale lui avait été donné, débarrassé en partie de ses enveloppes ; mais on n'avait pas fait d'injections detersives au préalable dans les vaisseaux. Il a aussi trouvé une quantité notable de plomb dans le foie.

OBSERVATION XXI (PERSONNELLE)

Pseudo-paralysie générale saturnine. — Guérison presque complète. — Rechute. — Guérison.

Le nommé B... (Paul), âgé de 32 ans, broyeur de couleurs, entré le 16 février 1888 à l'hôpital Beaujon, salle Louis, lit n° 19 bis, service de M. le Dr Gombault.

Antécédents héréditaires. — Nuls.

Antécédents personnels. — Choléra à Paris en 1873. — Fièvre bilieuse au Sénégal en 1874. Fièvre jaune en Cochinchine en 1875. Fièvres intermittentes à la Martinique de 1878 à 1880.

Ce malade a été dans la marine, de l'âge de 11 ans à 22 ans, puis à partir de 1881 il a été peintre en bâtiments et enfin depuis deux ans, il est broyeur de couleurs.

Les premiers accidents saturnins qu'il a eus remontent à 1882 ; à cette époque il fut pris de tremblement dans les membres, d'étourdissements, et il fut soigné à l'hôpital Tenon, chez M. Moutard-Martin. En 1885, il eut une première attaque de coliques de plomb. En juin 1887, deuxième attaque, et enfin troisième attaque en décembre 1887. En 1886, il fut soigné à l'hôpital Broussais, pour une paralysie du bras et de la jambe gauches ; le bras de ce côté était devenu tout à fait impotent et le malade ne pouvait pas s'appuyer sur la jambe gauche.

L'année dernière, il a eu une sciatique à droite, qui dura trois semaines et qui l'empêcha de marcher. Traitement : frictions et pointes de feu. Les troubles actuels remontent à une huitaine de jours ; sans symptômes de coliques de plomb, le malade a ressenti des douleurs de tête extrêmement violentes ; il compare ces douleurs à la sensation qu'il aurait éprouvé s'il avait un casque qui lui eût serré la tête. En outre il y a six jours, il a eu un étourdissement et depuis la parole est restée embarrassée. D'autre part, la vue est devenue trouble, il voit des mouches volantes et enfin, depuis quatre ou cinq jours, il ne voit plus du tout de l'œil droit ; du côté gauche, la vue est encore assez bonne, mais les objets lui apparaissent comme à travers un nuage. Enfin le malade a remarqué que peu à peu ses jambes devenaient plus faibles et au moment de son entrée il ne pouvait que très difficilement se tenir debout.

Signalons encore que le malade se plaint de pertes séminales nocturnes et diurnes depuis 5 à 6 jours également.

État actuel. — L'aspect du malade n'a rien de bien particulier au point de vue intellectuel ; il y a peut-être un peu d'affaiblissement de l'intelligence ; cependant rien de bien notable ne se remarque ; il a l'air un peu hébété, néanmoins il répond bien aux questions qu'on lui pose et on n'observe que les troubles de la parole sur lesquels nous insisterons plus loin. La mémoire, dit-il, est restée aussi bonne qu'auparavant.

Mais ce qui frappe tout de suite, c'est le tremblement des lèvres qui se montre quand on fait parler le malade ; la parole est hésitante, le malade bégaie très fortement et il est très long à s'exprimer, la même syllabe est répétée plusieurs fois de suite, quelques syllabes sont omises dans les mots ; en un mot les troubles de la parole ressemblent en tous points à ceux qui sont signalés dans la paralysie générale. Quand on fait tirer la langue au malade il y a du tremblement extrêmement marqué. La face et les membres ne présentent aucune trace de tremblement. Le malade se sert bien de ses deux membres supérieurs ; mais les membres inférieurs sont excessivement faibles. Le malade peut à peine se tenir debout, ses jambes fléchissent aussitôt ; cependant dans son lit il peut encore les remuer ; il n'y a, en un mot, qu'une paralysie incomplète.

En outre, le malade a remarqué que depuis quelque temps il ne pouvait pas marcher les yeux fermés ou dans l'obscurité, aussitôt il tombait.

Les troubles de la sensibilité sont assez variés, il n'y a pas une anesthésie générale, mais des zones où le malade ne sent absolument rien et d'autres au contraire où la sensibilité est restée normale. Sur la face antérieure du thorax, au-dessus du mamelon, le malade sent très bien les piqûres d'une épingle ; au-dessous du mamelon et jusqu'à la racine des cuisses anesthésie absolue, que l'on retrouve dans le dos. Aux membres inférieurs aucun trouble de la sensibilité ; rien à noter non plus sur les bras et les avant-bras, mais la face dorsale de la main gauche est absolument insensible aux piqûres.

Pas de fourmillements, pas de sensations de brûlures, en aucun point du corps on n'observe d'hyperesthésie. Pas de névralgies.

Les modifications du caractère sont peu marquées; le malade est seulement un peu triste. Nulle trace de délire.

Pas d'insomnie.

Quant aux sens spéciaux nous ne notons rien du côté de l'ouïe, mais il n'en est pas de même du côté de la vue et M. le Dr Sichel, qui a bien voulu faire l'examen des yeux de notre malade, nous a remis la note suivante :

L'affection dont est atteint le malade semble ne remonter qu'à une époque peu éloignée, deux à trois semaines au plus. Le début a été progressif, quoique assez rapide.

Œil gauche. — Aspect extérieur normal. Réflexe pupillaire absolument intact, tant en ce qui concerne les contractions propres que pour ce qui est des contractions sympathiques.

Champ visuel normal.

Perception des couleurs principales (bleu, jaune, rouge) absolument normale. De même en ce qui concerne la couleur verte. Couleurs complémentaires, nettement perçues (examen par les cercles de couleur neutre, suivant la méthode de Weber, de Darmstadt).

Lecture normale ; lit les plus fins caractères à 25 centimètres de distance, avec un léger verre convexe, ce qui permet de conclure uniquement à une très faible diminution du pouvoir d'accommodation.

Examen du fond de l'œil. — Négatif. Aspect normal du disque du nerf optique, de la rétine et de la choroïde. A peine pourrait-on admettre un très léger degré d'hyperhémie.

En somme, l'examen de cet œil reste négatif et permet de le considérer comme normal.

Œil droit. — Examen subjectif absolument impossible. Le malade ne distingue même pas la différence entre le jour et la nuit.

L'examen objectif à l'ophtalmoscope donne un résultat absolument négatif. Par le procédé de l'image renversée on ne constate aucune différence entre le fond de cet œil et celui de l'autre œil. Par le procédé de l'image droite, on observe une très forte myopie, qui semble due à une contraction spasmodique de l'accommodation et être de date récente.

Réflexe pupillaire néanmoins conservé presque dans son intégrité, on ne constate guère qu'une légère paresse de l'iris. Les contractions propres, aussi bien que les contractions sympathiques, sont conservées dans leur intégrité, mais un peu plus lentes.

Diagnostic. — Amaurose toxique, saturnine, d'origine centrale, localisée dans l'hémisphère cérébral gauche.

M. le Dr Sichel fait suivre la note des observations suivantes : Pas plus ici que dans les amauroses alcoolique, nicotique, sulfocarbonique, hystérique, on ne trouve de signes objectifs. Le diagnostic ne peut être tiré que de l'absence des lésions, rapprochée de la conservation, dans leur intégrité, des réflexes pupillaires des deux yeux. Ceci est un phénomène commun aux diverses amauroses, que nous venons d'énumérer ci-dessus.

Ajoutons qu'il n'y avait aucune inégalité pupillaire.

L'état général du malade est très bon. Ni sucre, ni albumine dans les urines.

Signalons enfin pour terminer deux phénomènes importants. Le liséré gingival et la teinte terreuse de la peau qui est très prononcée.

Traitement. Iodure de potassium, un gramme par jour. Miel soufré. Un bain sulfureux tous les deux jours.

18 février. La dose d'iodure de potassium est portée à 1 gr. 50 ; et comme le malade se plaint toujours de pertes séminales, on lui fait donner un lavement avec 0 gr. 10 de camphre.

Le 20. Iodure de potassium, 2 grammes.

Le 23. Légère amélioration en ce qui concerne la faiblesse des membres inférieurs ; le malade commence à se tenir debout un peu plus facilement.

Le 24. Les pupilles sont extrêmement dilatées, ce qui n'existait pas quand le malade est entré à l'hôpital. Les pertes séminales ont disparu et on cesse les lavements camphrés.

On continue le traitement : miel soufré, bains sulfureux et iodure de potassium dont la dose et maintenant de 3 grammes par jour.

26 mars. L'amélioration est des plus remarquables ; la faiblesse des membres inférieurs a complètement disparu et le malade marche bien. En outre, le tremblement des lèvres a diminué, la parole est devenue moins hésitante, le bégaiement a presque totalement disparu.

Le malade est moins triste, mais il est méchant, il se querelle avec ses camarades de salle ; grossier, insolent avec les infirmiers, il est assez difficile à garder à l'hôpital.

1er avril. Guérison presque complète.

Aucune trace de paralysie. La vue est bien meilleure.

Le malade voit très bien de l'œil gauche ; à droite la vue est trouble, mais il y a néanmoins une grande amélioration.

Le malade qui, au début, comme nous l'avons dit, ne pouvait pas distinguer de cet œil le jour et la nuit, distingue très bien les objets ; il n'y a qu'un léger trouble de la vue qui lui fait croire que les objets sont entourés d'un nuage.

Le malade prend 4 gr. d'iodure de potassium.

26 avril. Le malade est envoyé en convalescence à l'asile de Vincennes. Il peut être considéré comme guéri. La vue est bonne. Le tremblement a disparu.

La parole est redevenue très nette ; l'écriture est normale et de la paralysie des membres inférieurs il ne reste aucune trace. Les seuls symptômes que l'on observe encore, ce sont d'une part le liséré gingival et d'autre part la teinte terreuse de la peau.

Voilà donc un malade qui a présenté les principaux symptômes de la pseudo-paralysie générale saturnine et qui, après 3 mois 1/2 de séjour à l'hôpital, était guéri. Malheureusement il se soumit de nouveau à l'intoxication saturnine et il devait retomber malade, c'est ce qui ne tarda pas à arriver et le 12 novembre 1888, il rentra à l'hôpital Beaujon.

Du 26 avril au 12 novembre, voici quelle est son histoire. Envoyé à Vincennes, il y resta six semaines, et là déjà il se livra à des travaux qui devaient faire craindre le retour des accidents. A peine en effet était-il arrivé dans cet asile qu'il fut employé pour badigeonner les murs de salles et de dortoirs ; il gratta même quelques murailles et absorba des poussières ; il se servait de vert d'eau et d'un peu de céruse. Néanmoins il n'eut pas d'accidents, et quand il quitta Vincennes, il ne se plaignait que de maux d'estomac et de légères douleurs abdominales.

Mais, ne sachant quel métier faire, il alla à Aubervilliers et là il fut employé à brûler des boîtes de sardines pour extraire le plomb de l'étain. Ce métier est très dangereux, car, nous dit le malade, tous les deux ou trois jours il y a des ouvriers qui ont des coliques de plomb ou présentent quelque accident saturnin. Lui-même il ressentit vers le mois de juin quelques douleurs en ceinture ; mais il n'eut jamais ni colique ni paralysie, et il pensait pouvoir continuer cet état, quand le 1er novembre il fut pris de violents maux de tête et la vue devint trouble, en même temps que l'embarras de la parole qu'il avait déjà présenté pendant son séjour à l'hôpital, reparut.

Son caractère était toujours resté triste ; il était mélancolique, dégoûté de la vie et dans le courant du mois de juillet, il avait voulu deux fois se suicider ; une fois il a cherché à s'asphyxier, mais on est arrivé à temps et il fut sauvé, une autre fois il chargea son revolver, mais il se borna à cela.

Quoi qu'il en soit, c'est depuis une quinzaine de jours, c'est-à-dire depuis le 1er novembre qu'il est définitivement retombé malade. Le tremblement des lèvres reparut, la parole devint hésitante et très embarrassée, au point que c'est à peine si on pouvait le comprendre. En outre il s'aperçut que la mémoire diminuant, il avait par moments de véritables lacunes et oubliait ce qu'il venait de faire un instant auparavant. Il ne sait pas ce qu'il dit ; ce qu'il raconte n'a pas le sens commun et lui-même parfois il se rend compte que ce qu'il a avancé est absurde. Pas plus que lors de son premier séjour à l'hôpital Beaujon, il n'y a de délire des grandeurs. La nuit il ne peut dormir ; il a des hallucinations de l'ouïe, il entend des gens qui lui parlent et qui le menacent ; il a des cauchemars et il veut se précipiter hors de son lit ; il lui semble parfois que quelqu'un couche avec lui et cet individu, dit-il, lui paraît être du feu.

Il n'a pas d'hallucination de la vue, mais sa vue est devenue trouble de nouveau; il voit des flammèches de feu. Pas de myosis. Pas d'inégalité pupillaire.

La langue présente du tremblement et en outre, comme nous l'avons déjà dit, la parole est incompréhensible. Depuis trois semaines il est très inhabile de ses mains, il ne peut plus écrire et les membres supérieurs présentent un tremblement très analogue au tremblement alcoolique. Quant aux membres inférieurs, ils sont très faibles; le malade qui chancelait d'abord, ne peut plus marcher maintenant ; ses jambes sont impuissantes à le supporter.

Jamais d'attaques apoplectiformes ni épileptiformes.

Du côté de la sensibilité, les phénomènes d'anesthésie déjà observés autrefois existent, mais cette fois généralisés à tout le corps. Le malade s'est coupé une fois le médius de la main gauche sans souffrir, et c'est par l'écoulement du sang seul qu'il s'est aperçu qu'il venait de se blesser.

L'état général est bon. Les sphincters ne présentent rien à noter. Bien entendu, on observe toujours le liséré gingival et la teinte terreuse de la peau.

Traitement. Iodure de potassium, un gramme. Bains sulfureux. Miel soufré.

20 novembre. Moins d'embarras de la parole; le malade est beaucoup plus facile à comprendre quand il répond aux questions qu'on lui pose. Les membres inférieurs sont beaucoup moins faibles, au point que le malade peut presque se tenir debout sans point d'appui.

Décembre. L'amélioration s'accentue de plus en plus. Le malade peut maintenant marcher ; le tremblement a disparu et à la fin de décembre il peut quitter l'hôpital presque complètement guéri.

CONCLUSIONS

L'intoxication saturnine peut donner lieu à un ensemble de symptômes qui rappelle la Paralysie générale des aliénés.

Cet état pathologique a été regardé autrefois comme identique à la Paralysie générale par Devouges, Bourdesol, etc., qui ont décrit une Paralysie générale saturnine ; mais des faits plus récents montrent, contrairement à cette opinion, que le plomb ne produit pas une vraie paralysie générale, mais une pseudo-paralysie générale, c'est-à-dire un état qui emprunte le masque de la démence paralytique, sans en avoir la marche et le pronostic.

Cette pseudo-paralysie générale saturnine se différenciera de la paralysie générale ordinaire à la fois et par de nombreuses différences dans les symptômes communs aux deux maladies, et par l'existence concomitante des signes de l'intoxication plombique.

En outre la marche des deux maladies est très différente : l'une aboutit fatalement à la mort, l'autre, dans la grande majorité des cas, tend vers la guérison ; mais pour cette dernière, les rechutes sont à craindre, si le sujet se soumet de nouveau aux causes d'intoxication saturnine.

Le pronostic est donc bien différent, et cela nous montre toute l'importance qu'il y a à faire le diagnostic.

Enfin les quelques autopsies faites jusqu'à ce jour tendent à montrer que la Paralysie générale ordinaire et la pseudo-paralysie générale saturnine se différencient également par leurs lésions.

IMPRIMERIE LEMALE ET Cⁱᵉ, HAVRE

9 782016 112236